Kroegel
Asthma
Eine Krankheit beherrschen
lernen – und beschwerdefrei
leben

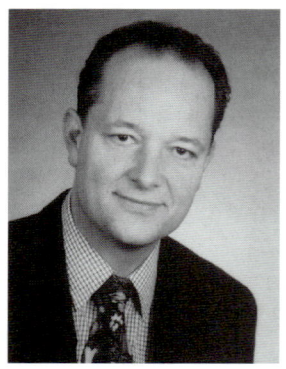

Lebenslauf

Prof. Dr. med. Dr. rer. nat. Claus Kroegel leitet seit Februar 1996 die Abteilung Pneumologie & Allergologie/Immunologie, Klinik für Innere Medizin I, der Friedrich-Schiller-Universität zu Jena. Seine Forschungsschwerpunkte sind u.a. die Bereiche Asthma bronchiale, chronisch-obstruktive Bronchitis/Emphysem. Er erhielt zahlreiche Ehrungen und Auszeichnungen für seine Forschungsarbeiten zu Lungenerkrankungen.

Prof. Dr. Dr. Claus Kroegel

Asthma

Eine Krankheit beherrschen lernen – und beschwerdefrei leben

- Besser leben mit Asthma
- Tipps für Therapie im Alltag
- Für alle Betroffenen, Eltern, Freunde und Angehörige

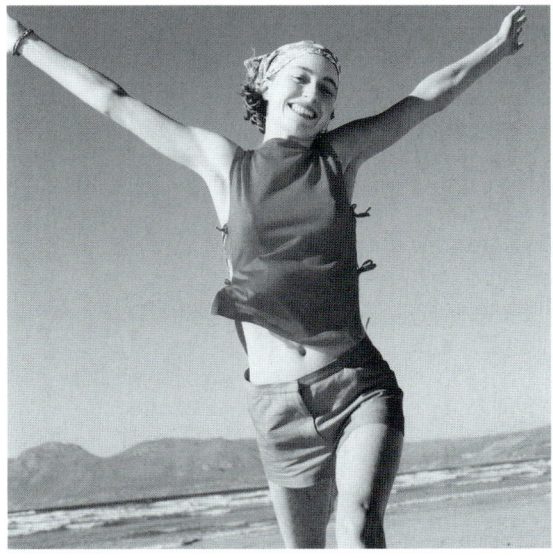

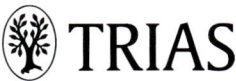
TRIAS

Vorwort

Ich freue mich darüber, dass Sie dieses Vorwort lesen, weil Sie damit deutlich machen, dass Sie Ihre Erkrankung »Asthma« ernst nehmen. Als Arzt freue ich mich, denn Sie sind der Patient, den ich gerne behandeln würde, weil Sie die besten Voraussetzungen besitzen, Ihr Asthma und somit die Erkrankung wirklich an der Wurzel zu packen und zu beherrschen.

Genau um das »Asthma-Beherrschen-Lernen« geht es mir in diesem Buch. Zwar stehen heute in bisher noch nicht bekanntem Umfang wirkungsvolle Sprays und Tabletten zur Behandlung des Asthma bronchiale zur Verfügung. Jedoch reichen die Medikamente alleine nicht aus, um für Sie den bestmöglichen Behandlungserfolg zu erreichen. Vielmehr bedarf es hierfür Ihrer Mitarbeit und damit auch Ihres Interesses an der Erkrankung. Mit der Lektüre dieser Worte haben Sie dieses Interesse unter Beweis gestellt und gehören damit zu denjenigen, die Asthma beherrschen können, anstatt sich von Asthma beherrschen zu lassen und ein von Asthma weitgehend unbehelligtes Leben zu führen. Und das ist doch wirklich erfreulich.

Das von Ihnen jetzt in den Händen gehaltene Buch wurde für Sie geschrieben und wird Ihnen dabei helfen, Asthma zu beherrschen. Zum Erreichen dieses Ziels zeigt Ihnen das Buch mehrere Wege auf. Zunächst stellt es Ihnen das für das Verständnis der Behandlung erforderliche Grundwissen in verständlicher Form dar. Es bietet Ihnen ferner einen Einblick in den Umgang mit der Erkrankung aus ärztlicher Sicht und verdeutlicht, warum und wozu bestimmte Untersuchungen durchgeführt werden und was sie aussagen. Das Buch spricht ferner verschiedene Situationen des Alltags an, in denen sich für Sie spezielle Verhaltensregeln ergeben, so dass Sie sich gezielt darauf einrichten können. Darüber hinaus gibt es konkrete, praxisnahe und leicht verständliche Hinweise für die Behandlung Ihres Asthmas, wobei der Schwerpunkt auf den nicht-medikamentösen Therapiemöglichkeiten liegt, ohne die Medikamente zu vergessen. Ferner stellt das Buch dar, was Sie im Einzelnen tun müssen, wenn es um Ihre Brust herum enger wird, um nicht in einen Asthmaanfall abzugleiten. Und es befasst sich mit Themen, über die Sie sich schon immer informieren wollten, aber irgendwie immer vergessen haben nachzufragen. All diese Ansatzpunkte zusammen vermitteln Ihnen das erforderliche Rüstzeug für eine optimale Behandlung und machen Sie damit zu Ihrem eigenen Gesundheitsmanager, der souverän mit seiner Krankheit umgeht, anstatt von der Krankheit bestimmt zu werden.

Das Buch wendet sich vor allem an Sie als selbst von Asthma Betroffenen. Es wendet sich aber auch an Ihre Angehörigen und Freunde, die sich kümmern und Verantwortung zeigen wollen, um für Sie da zu sein, wenn es notwendig ist. Das Buch richtet sich ferner an Eltern, die ihrem an Asthma leidenden Kind die bestmögliche Behandlung zukommen lassen wollen. Schließlich spricht das Buch aber auch junge Mediziner und angehende Ärzte an, die mit den zahlreichen praxisnahen Tricks und Tipps zur Asthmabehandlung ihre Ausbildung ergänzen und diese an ihre Patienten weitergeben wollen.

Ich danke nachdrücklich Frau Angelika Statz für die gründliche Durchsicht des Manuskriptes. Meiner Frau Nasim und meinen Kindern Jasmin, Sarah-Catharina und Daniel gilt meine tief empfundene Dankbarkeit. Denn die Freude, die sie mir bereiten, ist nicht nur Lust, sondern zugleich auch Ansporn und Kraft. Ohne ihr Verständnis und ohne ihre Zuneigung und Liebe hätte das Buch nicht entstehen können.

Jena, im September 2005   Claus Kroegel

Eine persönliche Bemerkung vorab

A sthma ist nicht gleich Asthma. Luftnot kann viele Ursachen haben, und nur zu leicht werden Luftnotzustände mit »Asthma« bezeichnet: »Asthma« ist ein wertfreies Wort, etwas, wofür man nichts kann. Ganz anders ist es mit der Raucherbronchitis, der »chronisch-obstruktiven Bronchitis«, kurz »COPD«. Diese geht ebenfalls mit Luftnot einher und führt im ungünstigsten Fall zu einem Lungenemphysem mit ganz erheblicher Beeinträchtigung der Lungenfunktion und damit auch der Lebensqualität. Diese Erkrankung ist genauso häufig wie Asthma und betrifft allein in Deutschland 8 bis 10 Millionen Menschen. Aber schon der Name erscheint kompliziert, viel komplizierter als das Wort »Asthma«. Es mag noch das schlechte Gewissen mitschwingen, geraucht zu haben. Alle hatten geraten, damit aufzuhören. Man hatte jedoch weitergeraucht – und jetzt muss man dafür geradestehen.

Dies sind Gründe, warum die Diagnose des Asthma bronchiale ebenso häufig wie falsch benutzt wird. Zugegeben, gelegentlich ist eine klare Unterscheidung zwischen beiden Atemwegserkrankungen schwierig. So kommt es zu der absolut nutzlosen und trotzdem noch häufig benutzten Diagnose einer *asthmoiden Emphysembronchitis*«. Hier wird einfach alles, was es an Bronchialerkrankungen mit Atemnot gibt, in einen Topf geworfen, frei nach dem Motto: »Es lebe die Ungenauigkeit und Verallgemeinerung«. Diese Bezeichnung ist nach heutigem Verständnis nicht nur unsinnig und unpräzise. Sie ist vielmehr irreführend und zieht zwangsläufig eine falsche Prognose und vor allem eine falsche Therapie nach sich. Die Behandlungsmöglichkeiten und die Behandlungsansätze für Asthma auf der einen und der chronisch-obstruktiven Lungenkrankheit auf der anderen Seite sind nämlich grundsätzlich verschieden. Deshalb kommt es unbedingt darauf an, beide Erkrankungen fein säuberlich voneinander zu trennen und die richtige Diagnose zu stellen.

Dieses Buch richtet sich eindeutig an Patienten mit der korrekten Diagnose »Asthma«. Die hier erwähnten Maßnahmen und Behandlungsansätze sind nicht für Patienten mit chronisch-obstruktiver Bronchitis (»Raucherbronchitis« oder auch »Chronisch-obstruktive Lungenkrankheit« bzw. »COLD«) geeignet. Vielleicht hilft Ihnen Tabelle 1 zur Orientierung bei der Zuordnung Ihrer Erkrankung. Sind Sie trotzdem nicht sicher, fragen Sie einfach Ihren Lungenspezialisten nach der genauen Bezeichnung Ihrer Lungenkrankheit.

Tab. 1: Wichtige Unterschiede zwischen Asthma und chronisch-obstruktiver Bronchitis (»Raucherbronchitis«)

	Was spricht eher für ein Asthma?	Was spricht eher für eine COLD?
Alter bei Beginn der Erkrankung	Vorwiegend Kinder und Jugendliche	Meist erst im mittleren Lebensabschnitt (über 40 Jahre)
Risikofaktoren	▮ Allergien in der Familie ▮ Allergische Bereitschaft ▮ Heuschnupfen ▮ Andere allergische Erkrankung	▮ In erster Linie Zigarettenrauchen ▮ Selten bestimmte Metalle, Stäube usw.
Beschwerden	▮ Anfallsweise auftretende Atemnot, ggf. mit Husten ▮ Weitgehend beschwerdefreie oder -arme Perioden ▮ ggf. während einer bestimmten Jahreszeit (z. B. Pollenallergie), ggf. in bestimmten Situationen (z. B. Tierkontakt) bzw. Umgebungen	▮ Anhaltende Beschwerden, vor allem morgendlicher Husten und Auswurf ▮ Keine beschwerdefreien Perioden ▮ Kein Zusammenhang mit der Jahreszeit, Tierkontakt oder anderen Situationen bzw. Umgebungen
Krankeitsverlauf	Unter Behandlung gute Prognose	Selbst unter Behandlung meist schleichend fortschreitender Verlauf
Einfluss von Medikamenten	Gutes Ansprechen auf Medikamente mit vollständiger Normalisierung der Atemwegsverengung mit Beschwerdefreiheit	Schlechtes Ansprechen auf Medikamente, bestenfalls mit geringer Besserung der Atemwegsverengung bzw. der Atembeschwerden

1 Eine kurze Einführung

Asthma ist eine Erkrankung mit vielen Gesichtern. Zunächst ist Asthma eine »Volkskrankheit«, von der 4–6 % der deutschen Bevölkerung betroffen sind und an der Kinder und Jugendliche mit 8–10 % besonders häufig leiden. Insgesamt wird die Zahl der an Asthma erkrankten Menschen in Deutschland auf 5 Millionen geschätzt. Asthma ist aber nicht nur eine Erkrankung, die Atemnot und chronischen Husten verursacht. Wie Sie selbst am besten wissen, kann Asthma Ihre Lebensqualität und den Kontakt mit Freunden und Bekannten erheblich beeinträchtigen oder sogar verhindern. Sie können sich nicht unbeschwert körperlich bewegen, und schon Treppensteigen kann Beschwerden bereiten, ganz zu schweigen von Radtouren oder ähnlichen Aktivitäten. Eine Grippe macht Ihnen zwei, drei oder mehr Wochen Probleme. Auch sind Sie häufiger krank als Ihre Arbeitskollegen, was gerade in der heutigen Zeit Angst um den Arbeitsplatz auslöst. Und bei Kindern wird der Umgang mit Klassenkameraden und Freunden behindert, was im Extremfall deren Entwicklung stören und damit das ganze Leben beeinflussen kann.

Denken Sie auch daran, was Sie bei Asthmaanfällen durchmachen müssen. Denken Sie an die Luftnot, die Sie nach Luft ringen lässt, denken Sie an die Angst, die solche schweren Anfälle auslösen kann. Erleben Sie in dieser Situation Todesangst? Ja, Todesangst, wenn alle Sprays oder Tabletten nicht mehr helfen. Sie sehen, Asthma kann »grausam« sein. Asthma schränkt Sie ein und verängstigt Sie. Asthma lässt Sie vorsichtig werden. Sie überlegen dreimal, ob Sie sich irgendeine Aktivität des täglichen Lebens wirklich zumuten können. Im Zweifelsfall ziehen Sie sich zurück und verzichten ganz. Aber wem erzähle ich das? Sie wissen viel besser, was ich hier anspreche. Ist das denn das Leben, das Sie sich wünschen? Ganz sicher nicht! Sie wollen frei sein, unbeschwert und das machen, wozu Sie gerade Lust und Laune haben, ohne dabei fürchten zu müssen, einen Asthmaanfall zu erleiden.

Hiermit aber nicht genug. Asthma kann zum Tode führen. Auch das ist Ihnen bekannt. Insgesamt zählen wir in Deutschland jährlich bis zu 1000 Todesfälle, die direkt oder indirekt auf Asthma zurückgehen. Grob gerechnet, entspricht das mehr als zwei Todesfällen durch Asthma in Deutschland pro Tag. Dieser traurige Aspekt der Erkrankung wird meist verdrängt und in der Öffentlichkeit nur wenig beachtet, sonst würden sich die Gesundheitsbehörden noch entscheidender für die Versorgung und Betreuung von Menschen mit Asthma einsetzen. Nur ganz selten einmal, wenn prominente Asthmatiker ihrer Krankheit erliegen – wie zum Beispiel das Model Crissy Taylor, deren Krankheit sie im Alter von 17 Jahren aus dem Leben riss, oder die mit 39 Jahren erst kürzlich an Asthma verstorbene südafrikanische Sängerin Brenda Fassie –, dringt das Thema ins öffentliche Bewusstsein, um dann schnell wieder vergessen zu werden. Diese Todesfälle sind deshalb besonders tragisch, weil sie unter einer richtigen Behandlung mit großer Wahrscheinlichkeit zu verhindern wären. Es gibt also genug Gründe, das Thema »Asthma« wieder und wieder aufzugreifen und auf die heute zur Verfügung stehenden modernen, lebensrettenden Möglichkeiten einer antiasthmatischen Therapie hinzuweisen.

Noch schlimmer: Der Großteil dieser an Asthma leidenden Personen müsste nicht sterben. Es stehen heute in bisher nicht gekanntem Umfang hochwirksame Medikamente für die Behandlung zur Verfügung. Durch die richtige Behandlung des Asthmas können nämlich nicht nur die Beschwerden gelindert und die Lebensqualität verbessert werden. Durch die richtigen Maßnahmen lassen sich fast alle durch Asthma bedingten Todesfälle vermeiden. Hier tut sich also ganz offenbar eine große Kluft zwischen den heutigen Behandlungsmöglichkeiten auf der einen Seite und der Wirklichkeit auf der anderen Seite auf. Die Ursachen für diese Kluft sind vielfältig. Diese Unwissenheit geht nicht nur auf Ärzte, sondern auch, und das haben Studien gezeigt, auf die Betroffenen selbst zurück.

Ist man sich dieser Problematik bewusst, drängt sich die Frage auf, was man dagegen machen kann. Mehr denn je besteht heute Bedarf an der Verbreitung von Informationen für Betroffene, die die heute bestehenden Möglichkeiten der Asthmabehandlung verdeutlichen. Dieses Buch will ausführlich über die Erkrankung »Asthma« informieren und den Umgang mit Asthma im täglichen Leben und in besonderen Situationen skizzieren. Auch Maßnahmen zur besseren Kontrolle der Erkrankung sowie die Möglichkeiten einer modernen Asthmabehandlung sollen für Betroffene, Angehörige, Freunde und Interessierte gleichermaßen verständlich dargestellt werden. Hier sollen schließlich auch mögliche Konflikte aufgezeigt werden, die die Erkrankung in unterschiedlichen Situationen des Lebens mit sich bringt, Lösungswege werden angeboten und die zahlreichen Vorurteile und Missverständnisse aus dem Wege geräumt. Alle diese Aspekte dienen einem einzigen Ziel, nämlich, Sie als Betroffenen in die Lage zu versetzen, sein Asthma zu beherrschen, damit Sie nicht vom Asthma beherrscht werden.

2 Das Leben mit Asthma

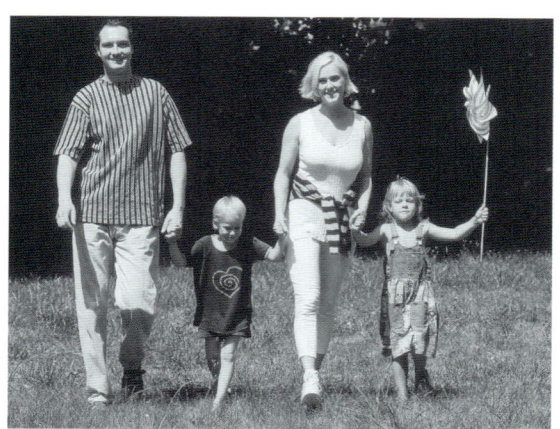

Asthma ist eine chronische Erkrankung, die uns das ganze Leben lang begleiten kann. Asthma ist eine Atemwegserkrankung, die unser Leben, unseren Lebensstil und unsere Lebensführung nachhaltig beeinflussen kann. Asthma ist bei einigen von uns eine schwere und lebensbedrohliche Erkrankung, die Sorgen und Ängste schürt, nicht nur bei Ihnen als Betroffenem (Sie machen sich vermutlich am wenigsten Sorgen), sondern auch innerhalb der Familie und im Freundeskreis. Asthma ist meist eine allergische Erkrankung, die unsere Essgewohnheiten bestimmen kann. Asthma ist eine mit wiederkehrenden Beschwerden einhergehende Erkrankung der Atemwege, die die Bewältigung der alltäglichen Anforderungen behindern kann. Asthma geht mit einer anhaltenden Atemwegsentzündung einher, die unser Berufsleben beeinflussen kann. Schließlich ist Asthma eine Erkrankung, die unsere sozialen Kontakte innerhalb der Schule oder der Gesellschaft nachhaltig mitbestimmen kann. Mehr als genug Gründe, Aspekte unseres täglichen Lebens aus dem Blickwinkel des Asthmatikers durchzuspielen.

2.1 Asthma und Familie

Bereits seit einigen Jahren kenne ich eine Familie, deren Tochter schon als Kleinkind Asthma entwickelte. Die Erkrankung führte zu häufigen Beschwerden am Tag und regelmäßig auch in der Nacht. Damit sie bei Problemen und Beschwerden immer für ihre Tochter da sein konnte, zog die Mutter aus dem Elternschlafzimmer aus und schlief bei ihrer Tochter, dies über zehn Jahre lang, bis die Tochter 13 Jahre alt war. Trotz vieler Arztbesuche wurde das Mädchen nur mit einem Notfallspray behandelt, das sie bis zu zwölfmal pro Tag und Nacht benötigte. Mit Eintritt in die Schule wurde sie von ärztlicher Seite vom Sportunterricht befreit. Über die Hänseleien durch Schulkameraden und deren Wirkung auf das Mädchen lässt sich nur spekulieren. Nachdem sie sich in Begleitung ihrer Mutter am Universitätsklinikum Jena vorstellte und erstmals in ihrem Leben eine angemessene Behandlung eingeleitet wurde, bildeten sich die Beschwerden innerhalb weniger Wochen vollständig zurück. Dieser Behandlungserfolg hält nun schon seit vier Jahren an. Sie trifft sich ungehindert mit ihren Freunden und Klassenkameraden und nimmt ohne gesundheitliche Probleme uneingeschränkt am Sportunterricht teil.

Sie sehen an dieser kleinen, aus dem »wirklichen Leben« gegriffenen Geschichte zweierlei. Erstens, die Möglichkeiten der Asthmabehandlung sind nicht jedem Arzt und noch weniger den Betroffenen selbst bekannt. Zweitens, Asthma beeinflusst nachhaltig das Zusammenleben innerhalb der Familie. Das »Schlafen im selben Zimmer«, um stets Hilfe leisten zu können, ist nur ein ganz offensichtliches Beispiel dafür, wie Asthma auf das familiäre Zusammenleben Einfluss nehmen kann. Andere Bereiche, in denen Asthma das Familienleben direkt oder indirekt beeinflussen kann, beziehen sich auf

- die Wahl der Wohnung, möglichst fern von innerstädtischen Ballungszentren mit schadstoffhaltiger und verschmutzter Luft, aber auch abseits von Gärten mit vielen blühenden und Pollen bildenden Pflanzen,
- die Einrichtung der Wohnung, zum Beispiel bei Hausstaubmilbenasthma, mit Verzicht auf Teppiche, Stoffmobiliar und Pflanzen,
- die Nahrungsmittelzubereitung und Essgewohnheiten bei Überempfindlichkeit gegenüber bestimmten Nahrungsmitteln,
- den Ort und die Zeit des jährlichen Familienurlaubs, z. B., um den Allergenen möglichst aus dem Weg zu gehen,
- die Haltung von Haustieren, die bei Patienten mit Asthma oder anderen allergischen Erkrankungen nicht erlaubt ist und über kurz oder lang zu einer allergischen Reaktion gegen diese Tiere führt.

Diese Liste ließe sich noch weiter fortsetzen.

Sorgen und Ängste der Familie um die Gesundheit des Betroffenen innerhalb der Familie bilden einen anderen Aspekt. Der Asthmatiker bekommt gewollt oder ungewollt die Rolle des chronisch Kranken, des Leidenden in der Familie, zugesprochen, der besonderer Aufmerksamkeit bedarf. Vielleicht zieht sich der Betroffene auch ganz gerne in seine Krankheit zurück und hat gelernt, sich hinter ihr zu verbergen, wenn Probleme auftreten. Auf diese Weise werden die Form und der gegenseitige Umgang bei der Lösung von Problemen im Familienzusammenleben aus falscher Rücksicht verdrängt, verschoben oder gar nicht ausgetragen. Die möglichen, hieraus entstehenden Konsequenzen für die Persönlichkeit des Betroffenen lassen sich erahnen.

2.2 Asthma und Seele

Eng hiermit im Zusammenhang steht die Bedeutung der Erkrankung »Asthma« für die Entwicklung der eigenen Persönlichkeit. Asthma ist eine chronische Erkrankung, das heißt eine Krankheit, die sehr lange, möglicherweise sogar das ganze Leben über bestehen bleibt, auch wenn gelegentlich Spontanheilungen zu beobachten sind. Abgesehen vom Kranken selbst, macht sich aber kaum jemand Gedanken über die seelische oder psychologische Bedeutung einer solchen Situation für den Betroffenen und darüber, wie er damit umgeht.

Kennen Sie einen Asthmatiker? Haben Sie sich je gefragt, ob er mit seiner Erkrankung überhaupt umgehen kann? Könnten Sie damit umgehen, sofern Asthma Sie selbst beträfe? Und wenn Sie selbst betroffen sind, wie haben Sie sich denn mit Ihrer Erkrankung arrangiert? Haben Sie bereits resigniert und sich in Ihr Schicksal ergeben?

> **MERKE**
>
> Werden Sie aktiv, wenn Ihnen die Tatsache Angst macht und »auf der Seele brennt«, mit Asthma möglicherweise ein Leben lang krank zu sein.

Viele Asthmatiker, vielleicht auch Sie selbst, leiden unter der fehlenden Aussicht auf Heilung und können oder wollen nicht akzeptieren, dass es sich tatsächlich um eine chronische Erkrankung handelt, die man zwar behandeln, jedoch nicht heilen kann. Einzelne gehen sogar so weit, ihre Medikamente abzusetzen, nur um sich zu beweisen, dass sie in Wirklichkeit gar nicht an Asthma leiden. Das ist jedoch ein großer Fehler. Früher oder später kommt es zum erneuten Aufflackern der Erkrankung.

In dieser Situation geht es für Sie also darum, den seelischen Aspekt der Erkrankung zu analysieren und zu verarbeiten. Das sollte vonseiten des Arztes erfolgen. Zögern Sie jedoch nicht, dieses Thema von sich aus anzusprechen.

Was tun, wenn Sie Ihre Erkrankung nicht annehmen können?

In dieser Situation hilft …

… ein offenes Gespräch mit Ihrem Arzt über die Erkrankung, um mit den Befürchtungen und Missverständnissen aufzuräumen und eine sachgerechte Information zum Thema Asthma zu erhalten,

… ein Gespräch mit einem Freund, den Eltern oder einer anderen Person Ihres Vertrauens über Ihre Ängste und Befürchtungen,

… die Teilnahme an Asthmaselbsthilfegruppen,

… ggf. eine psychologische Mitbetreuung, um Ihnen zu helfen, das seelische Gleichgewicht zwischen Ihnen und Ihrer Krankheit herzustellen.

2.3 Asthma und Beruf

Immer mehr Menschen reagieren allergisch auf ihre Arbeit – im wahrsten Sinne des Wortes. Hautausschläge, Heuschnupfen oder Asthma machen den Beruf zu einem Gesundheitsrisiko. Dieser Begriff »Berufskrankheiten« ist vom Gesetzgeber klar definiert (siehe S. 18 oben).

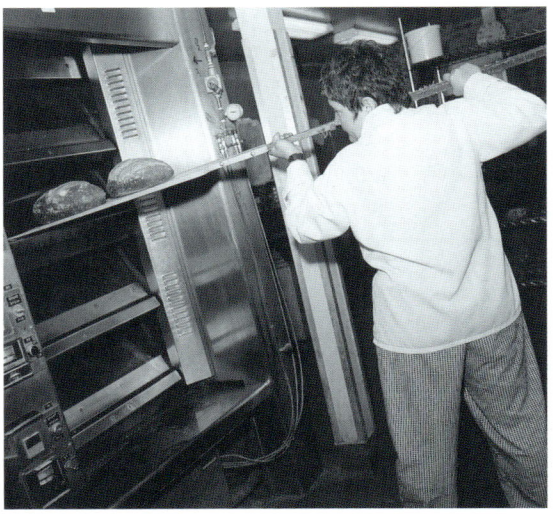

Der gut gemeinte Rat »*Wer eine Allergie hat, sollte die Allergieauslöser meiden*« lässt sich oft nicht so ohne weiteres in die Tat umsetzen. Einen Job kann man nun mal nicht so leicht wechseln.

Manchmal führt allerdings einfach kein Weg an einem Berufswechsel vorbei, schließlich betrifft dieser notwendige Schritt Ihre Gesundheit.

Allergisch bedingte oder durch giftige Stoffe ausgelöste Atemwegserkrankungen am Arbeitsplatz zählen mittlerweile zu den anerkannten Berufskrankheiten (siehe hierzu Abschnitt 2.7). Am häufigsten trifft es Bäcker, aber auch viele andere Berufsgruppen.

Zwei der häufigsten, berufsbedingten Asthmaformen sollen hier als Beispiel und stellvertretend für andere etwas ausführlicher dargestellt werden: das Bäcker- und das Latexasthma.

Paragraph 551 der Reichsversicherungsordnung (RVO) zur Definition der Berufskrankheiten

»Berufskrankheiten sind die Krankheiten, welche die Bundesregierung durch Rechtsverordnung mit Zustimmung des Bundesrates bezeichnet, und die ein Versicherter an einer in den Paragraphen 539, 540 und 543–545 genannten Tätigkeiten erleidet.«

2.4 Mehl – oder »Die Kunst des Bäckers im Umgang mit dem Allergie-Cocktail«

Wer beruflich viel mit Mehl arbeitet, kann einerseits eine Allergie auf Getreide entwickeln (z.B. gegen Weizen, Roggen, Gerste oder Hafer), andererseits auf Stoffe, die bei der Mehlherstellung untergemischt werden oder ungewollt hinzukommen. Zu diesen gehören Fermente, aber auch Schimmelpilze, Milben und erstaunlicherweise sogar Insekten (z.B. Kornkäfer).

Mehr als 58% aller als »Asthma« anerkannten Berufserkrankungen lassen sich der Berufstätigkeit »Backwarenhersteller« und »Konditor« zuordnen (Angaben: *Hauptverband der gewerblichen Berufsgenossenschaften*). Das sind seit 1985 bis 2000 insgesamt 14554 Personen (d.h. etwa 2000 Fälle pro Jahr), die im Laufe der

> **MERKE**
>
> Ein Verbleiben im Beruf um jeden Preis, der den Verlust der eigenen Gesundheit nach sich zieht, ist nicht anzuraten.

Ausübung ihres Berufes ein so genanntes »Bäckerasthma« entwickelt haben. In der Regel bedeutet das für die Betroffenen die Umschulung in einen anderen Beruf. Zur Vorsorge und für erkrankte, bereits berufstätige Bäcker,

Die häufigsten Asthmaauslöser am Arbeitsplatz

▶ **Kolophonium** (Rückstand aus der Terpentinölproduktion)
Betroffen: **Arbeiter aus der Elektroindustrie**

▶ **Kunstharze** (Epoxidharzderivate)
Betroffen: **Arbeiter in der Farben- und Kunststoffindustrie**

▶ **Holzstaub**
Betroffen: **Tischler,** speziell jene, die Edelhölzer wie Teak oder Mahagoni bearbeiten

▶ **Isozyanate**
Betroffen: **Arbeiter aus der chemischen Industrie** (Kunststoffherstellung)

▶ **Labortiere** (verschiedenste Arten)
Betroffen: 3–10 % aller **Personen, die Kontakt mit Labortieren haben** (Ratten, Kaninchen, Mäuse)

▶ **Latex** (siehe unten)
Betroffen: **Ärzte, Krankenhaus- und Praxispersonal**

▶ **Mehlstaub** (siehe unten)
Betroffen: **Bäcker, Konditoren, Müller, Getreidehersteller**

▶ **Platinsalze**
Betroffen: **Arbeiter, die Katalysatoren herstellen**

▶ Bestimmte (proteolytische) **Fermente** bei der Waschmittelherstellung
Betroffen: **Arbeiter aus der Waschmittelproduktion,** selten auch **Hausfrauen und -männer**

▶ **Rohkaffee**
Betroffen: Arbeiter aus der **Kaffee verarbeitenden Industrie und Hafenarbeiter,** die Rohkaffeesäcke transportieren

die unbedingt in ihrem Beruf weiterarbeiten wollen, haben sich Gesundheitsseminare bewährt. Hier lernen die Betroffenen nicht nur das erforderliche Wissen zum Thema »Bäckerasthma« und die am besten zur Behandlung geeigneten Medikamente kennen, sondern auch Wissenswertes über Hygienemaßnahmen, Atemschutzgeräte und Hinweise zu Möglichkeiten der Anpassung betrieblicher Arbeitstechniken.

2.5 Latexallergie – oder »Die Lust und Last mit dem Gummi«

Wir begegnen Latex überall. Latex ist die Grundsubstanz zur Herstellung gummihaltiger Produkte, wie *Luftballons, Gummihandschuhe, Kondome, Gummistiefel, Schnuller, Briefmarkenkleber* und so weiter und so weiter.

Durch Latex ausgelöste allergische Reaktionen zeigen sich an der Haut, aber auch an den Atemwegen. Beim Benutzen von latexhaltigen Produkten gelangen feinste latexhaltige Partikel in die Luft, die beim Einatmen unter Umständen zu schwersten Asthmaattacken führen können. Das kann lebensbedrohlich sein!

> **MERKE**
>
> Wer an einer Latexallergie leidet, reagiert häufig **gleichzeitig** mit Beschwerden nach Genuss von Nahrungsmitteln, wie bestimmten Obst-, Gemüse- und Pflanzensorten.

Und da ist noch etwas Besonderes, worauf wir später noch einmal zurückkommen.

Die wichtigsten, in diesem Zusammenhang zu nennenden Nahrungsmittel sind:

> ## Mögliche Kreuzreaktionen bei Allergie gegenüber Latex
>
> **Wer eine Latexallergie hat, reagiert ...**
>
> | | |
> |---|---|
> | ... **oft** auch auf | ▶ **Bananen, Avocados, Maronen.** |
> | ... **gelegentlich** auf | ▶ **Kiwi, Passionsfrucht, Papaya.** |
> | ... **selten** auf | ▶ **Ananas, Aprikose, Sellerie, Tomate.** |
> | ... **möglicherweise** auf | ▶ **die Birkenfeige** (Ficus benjamina). |

Hätten Sie das gewusst? Die Ursache für die sich hier ganz offensichtlich überschneidenden Allergien liegt darin, dass bestimmte Allergene unser Immunsystem an der Nase herumführen. Wenn dieses auf Latexpartikel reagiert und Asthma oder andere allergische Beschwerden hervorruft, dann erkennt es auch andere Stoffe, die nun wirklich nichts mit Gummi zu tun haben. Unser Immunsystem verwechselt dann bestimmte Nahrungsmittel mit Latex. Hierbei handelt es sich um eine so genannte »Kreuzallergie« (siehe auch Abschnitt 7.1).

Was kann ich bei einer Latexallergie tun?

1. Zunächst muss eine eindeutige **Diagnose** gestellt werden, d. h., der Zusammenhang zwischen dem Umgang mit Latex (Gummi) und den allergischen Symptomen muss eindeutig bewiesen werden.
2. Ist die **Latexallergie** gesichert, ist als Nächstes zu fragen, ob Sie den verantwortlichen Stoffen aus dem Weg gehen können oder nicht.
3. Wenn das tatsächlich nicht möglich ist, bleibt in letzter Konsequenz zum Schutz Ihrer Gesundheit nur die Umschulung in ein Berufsfeld, in dem Kontakte mit den Allergenen nicht vorkommen.
4. Gleichzeitig sollten Sie aber aus den möglicherweise bestehenden Kreuzallergien (wie z. B. bei Latex) **Konsequenzen ziehen** und Ihre Lebensführung darauf einstellen, d. h. die gefährlichen Nahrungsmittel und die betreffenden Pflanzen aus Ihrem Leben verbannen.

2.6 Wie beeinflusst Asthma die Wahl meines zukünftigen Berufs?

Die Wahl des Berufs kann tatsächlich für Sie ein wenig schwieriger werden als bei anderen. Es gibt aber trotz allem eine ganze Reihe von Berufen, die für Sie infrage kommen. Trotzdem ist es sinnvoll, sich vor einer Entscheidung für einen bestimmten Beruf gründlich zu informieren. Es hat schließlich keinen Sinn, Jahre in eine Ausbildung zu stecken, um dann festzustellen, dass man aus gesundheitlichen Gründen den Beruf gar nicht ausüben kann. Damit ist niemandem gedient, am wenigsten Ihnen selbst. Was ist zu tun?

Damit Sie keinen Fehler begehen, sollten Sie zunächst die Frage der Berufswahl mit Ihrem Lungenspezialisten besprechen. Er kann am besten einschätzen, ob die geplante berufliche Tätigkeit für Sie zu einem gesundheitlichen Risiko werden kann.

Gleichzeitig sollten Sie sich über die mit dem Beruf verbundenen Gefährdungen informieren. Die nachfolgende Checkliste fasst die wichtigsten Fragen zusammen, deren Beantwortung für Sie Entscheidungshilfen bereithält. Wissenswertes zu Berufen und möglichen Gesundheitsrisiken ist z. B. auch beim Arbeitsamt, den Berufsgenossenschaften, Werkärzten des Aus-

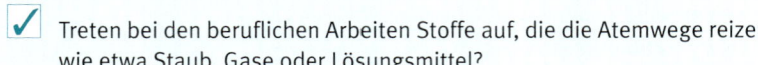

CHECKLISTE 1

Welche Informationen benötige ich für die richtige Berufswahl?

☑ Treten bei den beruflichen Arbeiten Stoffe auf, die die Atemwege reizen, wie etwa Staub, Gase oder Lösungsmittel?

☑ Besteht bei der Ausübung des Berufes ein erhöhtes Risiko, an Infektionen der Atemwege zu erkranken, wie das z. B. bei Berufen mit regelmäßigem Kontakt zu fremden Menschen der Fall ist?

☑ Kommt es bei dem Beruf zu einem häufigen oder intensiven Kontakt mit Allergie- bzw. Asthma auslösenden Stoffen (Allergenen), wie das zweifelsfrei bei Gärtnern (Pollen!) oder Bäckern (Mehl!) der Fall ist?

☑ Werden bei der Arbeit im geplanten Beruf häufiger starke oder stärkste körperliche Anstrengungen verlangt, wie z. B. bei Möbelpackern?

☑ Müssen Sie im Rahmen des Berufes häufiger mit übermäßigen psychischen Belastungen (Stress) rechnen?

bildungsbetriebs, dem Bundesministerium für Arbeit in Berlin und bei der städtischen Berufsberatung im Rathaus zu erhalten. Informationen und Merkblätter zu den Themen »Berufswahl« und »beruflich bedingte Allergien« sind auch beim Deutschen Allergie- und Asthmabund e. V. erhältlich und können per E-Mail bestellt werden. Adressen, Telefonnummern und E-Mail-Anschriften zu diesem Thema finden Sie im Anhang.

Sie sollten keinen Beruf wählen, bei dem einer dieser Asthmaauslöser oder Risikofaktoren regelmäßig auftritt. Das gilt übrigens auch, wenn solche Stoffe bei Ihnen bisher keine Beschwerden verursacht haben. Bei anhaltender Einwirkung werden diese Substanzen garantiert auch bei Ihnen irgendwann einmal zu einem gesundheitlichen Problem.

Nehmen Sie vielleicht sogar die Informationen mit zu Ihrem Arzt. Er mag nicht mit allen Berufen im Detail vertraut sein und erhält hierdurch einen besseren Einblick in die von Ihnen geplante berufliche Tätigkeit. Anhand der Informationen kann er auch noch besser auf mögliche gesundheitliche Gefahren schließen und Sie beraten.

Welcher Beruf ist für Sie geeignet?

Die *Deutsche Atemwegsliga* hat folgende Liste der Berufe zusammenge-stellt:

1. Berufe in Verwaltungen und Behörden ohne regelmäßigen Publikumsver-kehr
2. Kaufmännische Berufe
3. Berufe in der Datenverarbeitung
4. Bildschirmarbeiten oder andere Arbeiten zu Hause
5. Berufe im Sozialdienst, wie z. B. Sozialpädagoge, Sozialarbeiter oder Be-rufsberater
6. Bestimmte medizinische Berufe, medizinisch-technische Assistentin, EEG-Assistentin, Röntgenassistentin
7. Einzelne handwerkliche Berufe, bei denen Sie kaum mit atemwegsreizen-den Stoffen in Kontakt kommen und keine stärkeren körperlichen An-strengungen von Ihnen verlangt werden, wie beispielsweise Optiker, Uhr-macher, Feinmechaniker oder Elektromechaniker

2.7 Asthma als Berufskrankheit

Jede elfte Berufskrankheit in der gewerblichen Wirtschaft betrifft die Grup-pe der jungen Berufstätigen unter 25 Jahren. In der Mehrzahl dieser jähr-lich insgesamt etwa 2 500 Fälle handelt es sich um eine allergische Haut- oder Atemwegserkrankung. Hauptsächlich betroffene Berufsgruppen sind Friseure, Bäcker/Konditoren/Köche sowie medizinische und pflegerische Berufe. Jugendliche sollten deshalb bei der Berufswahl unbedingt an mög-liche allergene Belastungen denken und sich informieren.

Ganz allgemein gilt: Wer unter Heuschnupfen, Asthma, Neurodermitis oder ähnlichen Erkrankungen leidet, sollte bevorzugt Tätigkeiten ohne häufigen Kontakt mit Wasser, Schmutz, Stäuben, Chemikalien, Pflanzen oder Tieren in Betracht ziehen. Wenn Sie zu dieser Gruppe gehören, ist es unbedingt zu empfehlen, sich vorher über die möglichen Kontakte mit Al-lergenen und Risikofaktoren zu informieren (siehe Kapitel und Adressen im Anhang).

Treten gesundheitliche Probleme im Zusammenhang mit dem Beruf auf, sollten die Betroffenen sofort mit dem Betriebsarzt, ihrem behandelnden Arzt oder dem zuständigen technischen Aufsichtsbeamten der Berufsgenossenschaft Kontakt aufnehmen, um die Ursachen abzuklären und Schutzmaßnahmen möglichst schnell einzuleiten. Wenn das gelingt, können die Betroffenen sogar in ihrem Beruf bleiben.

An Sie geht dann der Rat: Bei Kontakt mit möglichen Allergenen im Beruf müssen alle Schutzmaßnahmen konsequent genutzt werden. So sollten beispielsweise Friseure beim Haarewaschen oder anderen Nassarbeiten immer Handschuhe benutzen, in Backstuben sollte auf eine möglichst geringe Staubbelastung geachtet werden.

Von den jährlich etwa 2 500 registrierten Berufskrankheiten in der Gruppe der unter 25-Jährigen entfallen über 80 % auf Hautkrankheiten, weitere 13 Prozent auf allergische Atemwegserkrankungen. Häufig müssen die Erkrankten ihre Ausbildung abbrechen beziehungsweise den schon erlernten Beruf aufgeben – was für die jungen Berufstätigen eine erhebliche Belastung darstellt. Die jeweils zuständige Berufsgenossenschaft finanziert dann notwendige Maßnahmen, in den meisten Fällen eine Umschulung. Die Kosten können im Einzelfall 100 000–150 000 Euro erreichen. Ob diese Maßnahmen in der heutigen Situation zu einem befriedigenden Ergebnis führt, muss allerdings offen bleiben.

Was ist eine Berufskrankheit überhaupt, und was steht alles damit im Zusammenhang?

Berufskrankheiten sind Krankheiten, die die Bundesregierung in der Berufskrankheiten-Verordnung als solche bezeichnet und die sich ein Versicherter bei seiner Arbeit (versicherte Tätigkeit) zugezogen hat. Als Berufskrankheiten kommen nur solche Erkrankungen infrage, die nach den Erkenntnissen der medizinischen Wissenschaft durch besondere Einwirkungen verursacht sind und denen bestimmte Personengruppen durch ihre Arbeit in erheblich höherem Grade als die übrige Bevölkerung ausgesetzt sind.

Der Gesetzgeber legt fest, welche Krankheiten in die Berufskrankheiten-Verordnung aufgenommen werden. Er hat die Bundesregierung ermächtigt, mit Zustimmung des Bundesrates die entschädigungspflichtigen Berufskrankheiten in einer Liste zu bezeichnen. Diese Liste enthält derzeit 67 Positionen, zu der auch Asthma gehört.

In der Berufskrankheitenverordnung aus dem Jahr 1983 werden die Voraussetzungen genannt, unter denen Asthma als Berufskrankheit anerkannt werden kann:

Asthma als Berufskrankheit – die Definition

Berufskrankheit-(BK-)Nr. 4301:

»Durch allergisierende Stoffe verursachte obstruktive (atemwegsverengende) Atemwegserkrankungen, die zur Unterlassung aller Tätigkeiten gezwungen haben, die für die Entstehung, für die Verschlimmerung oder das Wiederaufleben der Krankheit ursächlich waren oder sein können.«

Klingt ziemlich kompliziert? Praktisch bedeutet dieser Satz, dass eine Berufskrankheit immer dann vorliegt, wenn tatsächlich eine Substanz aus Ihrem beruflichen Umfeld gefunden werden konnte, die für Ihre gesundheitlichen Beschwerden verantwortlich ist.

Nach Anerkennung einer Krankheit erbringen die Berufsgenossenschaften bestimmte Leistungen. Für die Berufsgenossenschaften gelten auch hierbei die Grundsätze

- »Prävention vor Rehabilitation« und
- »Rehabilitation vor Rente«.

Wenn also eine Berufskrankheit vorliegt, nutzen die Berufsgenossenschaften – auch in eigenen Spezialkliniken – zunächst alle Möglichkeiten der Rehabilitation, um die Erkrankung zu behandeln. Eine medizinische Rehabilitation (ambulante oder stationäre Heilbehandlung einschließlich der Zahlung von Verletztengeld) wird jedes Jahr in mehr als 50 000 Fällen durchgeführt. Berufliche Rehabilitation, zum Beispiel in Form einer Aus-, Fort- und Weiterbildung oder Umschulung, wird jährlich für – sage und schreibe – mehr als 15 000 Berufserkrankte notwendig. In diesen Fällen ist die Umsetzung von dem gefährdenden Arbeitsplatz auf einen anderen, nicht belasteten, oft die einzige Möglichkeit, Erkrankte dauerhaft ins Erwerbsleben zurückzuführen.

Die Entscheidung, ob tatsächlich eine Berufskrankheit vorliegt oder nicht, erfolgt durch die zuständige Berufsgenossenschaft. Diese führt ein sog. »Feststellungsverfahren« durch, in dem die Arbeits- und Krankheitsvorgeschichte lückenlos ermittelt wird. Dabei wird auch ein medizinischer Sachverständiger eingeschaltet, um festzustellen, ob die medizinischen Voraussetzungen für eine Anerkennung als Berufskrankheit gegeben sind. Bei Vorliegen der rechtlichen Voraussetzungen entscheidet der Rentenausschuss der Berufsgenossenschaft, der zu gleichen Teilen mit Arbeitgeber- und Arbeitnehmervertretern besetzt ist, über die Anerkennung oder Ablehnung der Berufskrankheit.

CHECKLISTE 2

Was ist zu tun, wenn Sie den Verdacht haben, an der Berufskrankheit »Asthma« zu leiden?

 Ihre Beschwerden und Ihren Verdacht mit Ihrem Hausarzt, besser noch mit einem Lungenfacharzt, besprechen.

 Liegt der Verdacht nahe, dass es sich bei der Erkrankung möglicherweise um eine der Berufserkrankungen handelt, erfolgt eine Meldung an die zuständige Berufsgenossenschaft durch Ihren Arzt, vom Arbeitgeber, von der Krankenkasse und sogar von Ihnen selbst.

 Die Berufsgenossenschaft prüft dann, ob die wesentliche Ursache der Erkrankung im Beruf zu sehen ist (Arbeitsplatzuntersuchung, medizinisches Gutachten).

 Der Rentenausschuss der Berufsgenossenschaft (der paritätisch mit Arbeitgeber- und Arbeitnehmervertretern besetzt ist) entscheidet, ob es sich um eine Berufskrankheit handelt.

2.8 Asthma und Schule

Asthma schon im Kindesalter – das ist für jedes zehnte Kind in Deutschland bittere Realität. Jedes zehnte Kind betroffen – das bedeutet für eine erhebliche Zahl von Schülern, sich mit der Erkrankung abzufinden und ein Leben mit Asthma organisieren zu müssen. Deshalb gehören Asthma und Schule zum Pflichtfach, auch in diesem Buch.

Da sind in erster Linie die Asthmaanfälle oder die leichteren asthmatischen Beschwerden, von denen das unbehandelte Schulkind belästigt wird. So gibt es Zeiten, in denen der Lehrstoff nicht konzentriert verfolgt werden kann. Da sind Unterrichtsstunden und -tage, die wegen der Erkrankung ganz ausfallen. Damit besteht die Gefahr, hinter den Mitschülern zurückzubleiben. Und es droht eine soziale Isolierung. Kinder sind bekanntlich erbarmungslos: »Guck mal, der hat Asthma. Mit dem wollen wir nichts zu tun haben.« Für jeden in der Schule wird das vor allem dann offensichtlich, wenn der Betroffene vom Sportunterricht befreit ist. »Der kann ja noch nicht mal Sport machen.« Aber selbst das Herumtoben kann für das Asthmakind problematisch sein. Irgendwann macht sich die Atemwegsverengung bemerkbar, und Ihr Kind bleibt zurück. Von den Kameraden wird schnell registriert, dass einer immer als Letzter ankommt. Haben Sie Asthma einmal aus dieser Sicht betrachtet? Welche Wirkung hat eine solche Situation eigentlich auf die Entwicklung Ihres Kindes?

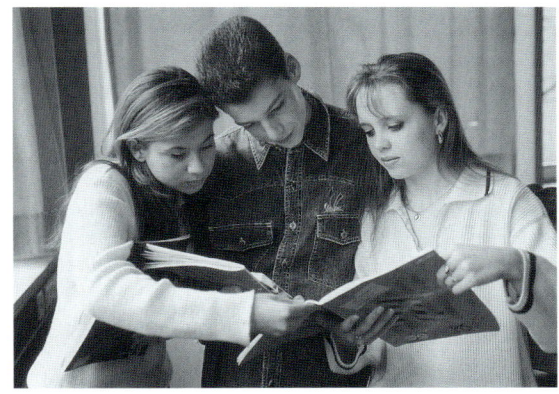

Wenn Sie das Problem erkannt haben, können Sie leicht etwas dagegen tun. Wie für Erwachsene gibt es heute auch für Kinder sehr wirkungsvolle Mittel gegen Asthma. Es gibt Cromoglicinsäure, Nedocromil. Aber auch inhalatives Kortison ist in der empfohlenen Dosierung von 50–200 µg (das ist ein

Erlaubte und verbotene Medikamente für die Asthmalangzeitbehandlung des Kindes

Erlaubte Medikamente

- Inhalatives Kortison (80 Mikrogramm Ciclesonid [Alvesco®], bis 200 Mikrogramm Fluticason [z. B. Flutide®] bis 400 Mikrogramm Budesonid [z. B. Pulmicort®] pro Tag)
- Cromoglicinsäure
- Lang und kurz wirksame Beta-2-Mimetika
- Theophyllin
- Leukotrien-Hemmer Montelukast (als Montelukast »junior« oder »mini« für Kinder besonders ausgewiesen)
- Antihistaminika (Zyrtec, Telfast®, Xusal®, Aerius®, Lisino®) bei Heuschnupfen und Bindehautentzündung

Absolut verbotene Medikamente

- keine

Fünftel eines Milligramms, eine Menge, die Sie kaum mit bloßem Auge sehen können), kein Tabu. Zahlreiche Studien haben eindeutig gezeigt, dass die Entwicklung des Kindes hierdurch nicht beeinträchtigt wird. Mit dem gerade zugelassenen Ciclesonid (Alvesco®) bleibt sogar die Wirkung ganz auf die Atemwege beschränkt. Und bedenken Sie, welche Bedeutung das soziale Abstempeln Ihres Kindes durch Kameraden und Freunde haben könnte.

> **MERKE**
>
> Ziele der Asthmabehandlung bei Kindern sind die Beseitigung aller Beschwerden und ein vom Asthma unbehelligtes Leben einschließlich der Zeit in der Schule.

> **MERKE**
>
> Eine Befreiung der Kinder vom Sportunterricht wegen Asthma ist heute nicht mehr gerechtfertigt, sofern Ihr Kind regelgerecht behandelt wird.

Die Ziele der Behandlung sind die gleichen wie bei den erwachsenen Asthmatikern.

Hartnäckig hält sich das Gerücht, asthmakranke Kinder und Jugendliche könnten nicht am (Schul-)Sport teilnehmen (siehe hierzu auch Abschnitt 2.14). Das ist schlichtweg veraltet. Auf die Gefahr hin, dass ich mich wiederhole: Mithilfe der modernen, hochwirksamen antiasthmatischen Medikamente lassen sich die meisten Asthmatiker so gut behandeln, dass sie selbst bei körperlicher Anstrengung ohne Beschwerden bleiben. Das gilt auch und insbesondere für Kinder.

2.9 Asthma und Umwelt

Umweltverschmutzung beleidigt nicht nur unser Auge. Sie ist ein besonderer Risikofaktor, der unsere Gesundheit gefährdet. Der Begriff »Smog« hat sich im Deutschen Wortschatz eingebürgert. Er setzt sich aus den beiden englischen Wörtern »smoke« (Rauch) und »fog« (Nebel) zusammen.

Smog beschreibt eine Situation, bei der die Menge an Schadstoffen in der Luft (Gase oder Schwebestoffe) in gefährlichem Umfang zugenommen hat. Diese Anreicherung von schädlichen Stoffen in der Luft entwickelt sich in industriellen Ballungsräumen immer dann, wenn sich warme Luft über eine stabile bodennahe Kaltluftschicht legt und bei Windstille kein Luftaustausch zwischen den einzelnen Luftschichten erfolgt. Man bezeichnet diese Witterungsbedingungen auch als »Inversions-« oder »Smog-Wetterlage«.

Die dabei entstehenden Schadstoffkonzentrationen führen zu einer
Reizung der Schleimhäute mit Beeinträchtigung der Atmung und zu
Kreislaufstörungen. Besonders gefährdet sind hierbei ältere Menschen

und solche, die an einer Atemwegserkrankung wie Asthma leiden. Je nachdem, zu welcher Jahreszeit diese Belastung auftritt, spricht man vom
»Sommer-« oder »Wintersmog«.

Sommersmog

Sommersmog ist der häufigste Smogtyp (*»Summersmog«* oder *»Los Angeles-
smog«*). Die Schadstoffe stammen hier in erster Linie aus den Kraftfahr-

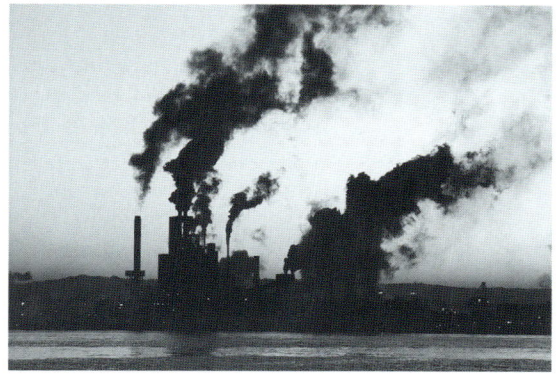

zeugabgasen, die sich durch die starke Sonneneinstrahlung auf dem Wege einer fotochemischen Reaktion
mit organischen Dämpfen verbinden. Die dadurch entstehenden so
genannten Fotooxidantien sind oft
stärker umweltbelastend als die eigentlichen Ausgangsstoffe der Autoabgase. Aus den Stickstoffdioxiden
der Abgase wird dabei Sauerstoff
frei, der sich mit dem Sauerstoff der
Atmosphäre zu Ozon verbindet.
Ozon wiederum ist ein Atemwegsreizstoff und führt zu einer Verengung
vor allem der überempfindlichen Atemwege beim Asthmatiker (siehe auch
Kapitel 5.6).

Neben Ozon entstehen aus den Kohlenwasserstoffabgasen außerdem Aldehyde, wie Formaldehyd und Acetaldehyd. Dabei handelt es sich, neben den
ebenfalls beigemengten Peroxyacetylnitraten und Salpetersäure, um Substanzen, die einerseits die Umwelt belasten, andererseits beim Menschen
Beschwerden hervorrufen. Hierzu gehören Reizungen der Augen und
Schleimhäute, der Atemwege und Lungen.

Wintersmog

Ein ähnliches Problem für Asthmatiker kann sich auch im Winter entwickeln. Dieser so genannte »Wintersmog« wird nach der Smogkatastrophe 1952 in London auch als »London-Smog« bezeichnet. Er tritt an nasskalten, trüben Herbst- und Wintertagen bei Inversionswetterlage auf und verstärkt sich meist noch über Nacht. Die gesundheitsschädlichen Schadstoffe sind Schwefeldioxid, Kohlenmonoxid und rußartige Schwebepartikel.

Smog – was kann ich tun?

1. Auf die Möglichkeit der Entstehung von Smog in Ihrer Wohnlage achten. Gegebenenfalls sollten Sie auch einen Umzug in eine weniger schadstoffbelastete Gegend erwägen.
2. Besondere Vorsicht an windstillen, heißen Tagen im Sommer oder bei nasskalter Witterung im Winter walten lassen, wenn Sie in industriereichen Gegenden wohnen.
3. Auf entsprechende Informationen zur Wetterlage und Schadstoffkonzentrationen aus den Medien achten.
4. Bei Smog Fenster schließen und auf Spaziergänge im Freien verzichten.

Keine Gefahr besteht bei denjenigen unter Ihnen, die in industriefreien und abgasarmen Gegenden ihre Zelte aufgeschlagen haben. Noch besser wäre es ohnehin, wenn Sie sich aufgrund Ihrer Atemwegserkrankung ein Fleckchen Erde suchen, von dem aus keine Fabrikschornsteine zu sehen sind.

2.10 Asthma und Feinstaub

Zumindest bis vor kurzem redeten alle vom Smog, niemand von Feinstaub, wenn es um die Gesundheitsgefahren durch Schadstoffe in der Luft ging. Seit der Überschreitung der Höchstgrenze für Feinstaub in mehreren Städten im März 2005 ist Feinstaub allerdings plötzlich in aller Munde. Verantwortlich für diese hitzige Diskussion war die Übernahme der Maßgaben der EU am 1. Januar des Jahres. Hiernach darf in Deutschland sowie in der übrigen Europäischen Union die Belastung durch Feinstaub an höchstens 35 Tagen im Jahr den Grenzwert von 50 µg je Kubikmeter Luft nicht überschreiten. In einigen großen deutschen Städten wurde jedoch an mehr als

35 Tagen ein höherer Wert gemessen. Hauptverursacher der Feinstaubpartikel sind Dieselruß, Baustaub, Reifenabrieb sowie Abgase aus Industrie und Heizungen. Die jeweils zu messende Belastung der Luft mit Feinstaub ist je nach Verkehrsaufkommen, Wetter und Klima, Ort, Umgebung und Jahreszeit unterschiedlich.

Alle reden nun vom Feinstaub, aber keiner sieht ihn. Die meisten Menschen denken beim Wort »Staub« an Fusseln und Flusen, eben an Dinge, die man sehen und mit einem Staubsauger entfernen kann. Solcher Staub ist zwar lästig und unschön, aber in der Regel ungefährlich. Gesundheitsgefährdend sind kleinste Partikel, die nicht einmal ein Zehntel des Durchmessers eines Haares erreichen. Bei diesen kleinsten Staubpartikeln handelt es sich um feste Teilchen (im Gegensatz zu Flüssigkeitströpfchen oder Gasmolekülen), die in der Luft schweben können. Sie werden auch als Partikel oder partikulare Materie, engl. »particulate matter«, abgekürzt PM, bezeichnet. Je nach Durchmesser der Teilchen werden drei Kategorien von feinen Stäuben unterschieden:

Drei verschiedene Formen des Feinstaubs

▪ **Inhalierbarer Feinstaub (PM$_{10}$)**
Hierbei handelt es sich um Teilchen mit höchstens 10 µm Durchmesser.
▪ **Lungengängiger Feinstaub (PM$_{2,5}$)**
Das sind alle Teilchen mit einem Durchmesser von höchstens 2,5 µm.
▪ **Ultrafeinstaub (UP; ultrafeine Partikel)**
Bezeichnet alle Teilchen, die kleiner als 0,1 µm sind.

Damit Sie sich eine Vorstellung von der Größenordnung dieser Staubpartikel machen können: Beim Feinstaub handelt es sich um natürliche oder künstlich entstandene Teilchen mit einer Größe von weniger als 10 µm. Und ein Mikrometer bedeutet ein millionstel Meter oder als Zahl: 0,000001 Meter.

Feinstaub kann man also mit bloßem Auge nicht sehen. Die Wirkung ist dennoch groß. Zahlreiche Untersuchungen konnten in der Zwischenzeit zeigen, dass Feinstaub schwere Gesundheitsschäden hervorruft. Insbesondere die wachsende Anzahl von Sterbefällen durch Herz-Kreislauf-Erkrankungen und Lungenkrebs sind in diesem Zusammenhang zu nennen. Nach einer aktuellen EU-Studie sterben in Deutschland jedes Jahr etwa 45 000 Menschen an den Folgen der Feinstaubinhalation in die Lunge. Damit sterben mehr Menschen durch Feinstaubexposition als durch Verkehrsunfälle »einen Tod vom Allerfeinsten«.

Aufgrund ihrer Größe bleiben die Partikel nicht in Nase und Rachen hängen, sondern gelangen ungehindert in die Lunge und tragen so zur Entstehung verschiedener Krankheitsbilder bei. Typische Symptome sind (chronischer) Husten, Bronchitis, Herz-Lungen-Probleme, Verschlechterung der Lungenfunktionswerte (vor allem bei Kindern), Lungenkrebs sowie eine allgemeine Verkürzung der Lebenserwartung. Besonders gefährdet sind empfindliche Personen, Babys, ältere und kranke Menschen etwa mit Herzleiden und Atemwegserkrankungen. Und hierzu gehört nun mal auch das Asthma.

Leidet man an einem Asthma, ist die Gefahr einer unmittelbaren Gesundheitsschädigung größer als bei gesunden Personen. Die Wirkung von Feinstaubpartikeln lässt sich bei dieser Erkrankung auf zweierlei Weise erklären. Der erste Grund ist die Eigenschaft des Feinstaubes, sich auf Pollen abzulagern. Hierdurch verändern sie die Oberfläche der Allergie auslösenden Eiweißstoffe. Das führt wiederum beim Kontakt mit staubbesetzten Pollen zu häufigeren und stärkeren Symptomen.

Der zweite Effekt des Feinstaubs auf Asthmatiker bezieht sich auf die Verstärkung der beim Asthma bestehenden Atemwegsentzündung. Ultrafeine Stäube ($PM_{2,5}$ und UP) werden nicht in der Nase herausfiltriert und gelan-

---

Feinstaub – was kann ich tun?

1. Auf die Möglichkeit der Entstehung von Feinstaub in Ihrer Stadt/Wohnlage achten. Wohnen Sie an Verkehrsknotenpunkten, sollten Sie einen Umzug in eine weniger Schadstoff-belastete Gegend unbedingt in Erwägung ziehen.
2. Auf Informationen zur Wetterlage und Schadstoffkonzentrationen aus den Medien achten.
3. Bei Überschreitung der Feinstaub-Grenzen keine unnötigen Anstrengungen, auf Spaziergänge oder Sport verzichten.
4. Am besten: Machen Sie sich »aus dem Feinstaub« und fahren zu Freunden aufs Land.

gen ungehindert mit der eingeatmeten Luft in die kleinsten Lungenabschnitte oder Lungenbläschen. Hier erreichen sie entweder das Blut, oder sie werden in den Atemwegen und Lungenbläschen von Fresszellen (Phagozyten) aufgenommen. Bei diesem Vorgang werden neue, entzündungsfördernde Substanzen freigesetzt, die sich gewissermaßen noch auf die asthmatische Entzündung auflagern. Als Folge davon flackert das Asthma auf und verursacht im ungünstigsten Fall eine schwere Asthmaattacke. Asthmatiker brauchen darum an Tagen mit hoher Feinstaubbelastung mehr Medikamente.

2.11 Asthma und Sport

Erinnern Sie sich noch an Mark Spitz? Er litt an Asthma und gewann trotzdem 1972 bei den Olympischen Spielen in München sieben Goldmedaillen.

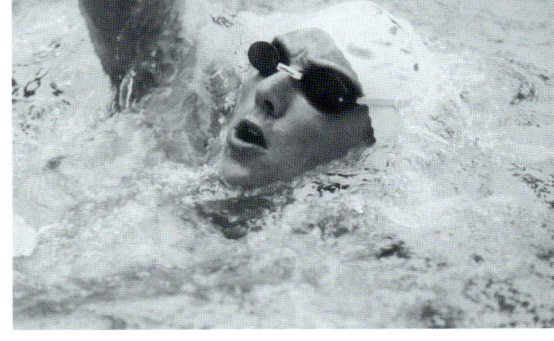

Oder etwas aktueller: Die erfolgreiche Schwimmerin Sandra Völker. Die Reihe der an Asthma leidenden Medaillengewinner ließe sich lange fortsetzen, woraus Sie ersehen können, dass Asthma keinesfalls mit körperlicher Inaktivität gleichzusetzen ist.

Im Gegenteil, Sie können durch körperliches Training Ihre Leistungsfähigkeit und den Umgang mit Atemnotanfällen verbessern. Sport, vor allem in Form eines geeigneten Ausdauertrainings, kann die Schwelle, bei der Atemnot auftritt, anheben.

Sport fördert aber nicht nur die körperliche, sondern auch die seelische und soziale Entwicklung. Damit steigern Sie Ihre Aktivitätsmöglichkeiten und nicht zuletzt Ihre Lebens-

> **MERKE**
>
> Regelmäßiger Sport und körperliche Belastung sind für Asthmatiker kein Tabu.

qualität. Auf die richtigen Rahmenbedingungen sollte jedoch geachtet werden, damit Sie sich ohne Probleme sportlich austoben können.

Aufwärmen oder der allmähliche Beginn

Sie haben vermutlich längst selbst beobachtet, dass die Beschwerden nicht sofort, sondern meist erst nach 30 Minuten auftreten und sich dann allmählich zurückbilden. Das heißt: Es kommt für Sie darauf an, diese erste kritische halbe Stunde zu überstehen. Das ist mit den heute zur Verfügung stehenden Medikamenten leicht zu schaffen.

> **TIPP**
>
> Überwinden Sie diese »gefährliche« Anfangsphase dadurch, dass Sie dem eigentlichen Trainingsbeginn eine 20- bis 30-minütige Aufwärmphase voranstellen. Gute Idee, oder?!

Die richtige Umgebung

Ort und Zeit der körperlichen Aktivität sollten überdacht werden. Sportarten, bei denen es zu erhöhtem Kontakt mit Allergenen kommt (z. B. Pollenkontakt beim Reiten), sollten möglichst unterbleiben. Auch sind für manche Asthmatiker mit Pollenallergie Sportarten im Freien bei zu erwartendem Pollenflug (z. B. Joggen über blühende Wiesen) nicht anzuraten. Schließlich gilt für alle Asthmatiker, dass an Tagen mit erhöhter Luftverschmutzung (Ozon, Stickoxide, Schwefeldioxid, Feinstaub) lieber auf Sport verzichtet werden sollte. Gleiches gilt auch für Tage mit kalter Witterung oder niedriger Luftfeuchtigkeit. Als Asthmatiker sollte man sich also bei der Wahl seiner sportlichen Betätigung ein wenig an den Jahreszeiten und den Klimaverhältnissen orientieren.

Der richtige medikamentöse Schutz

Verschiedene Arzneimittel schützen auch prophylaktisch vor anstrengungsbedingtem Asthma. Wenn Ihr Arzt Ihnen eine Dauermedikation (regelmäßig einzunehmende Medikamente, meist morgens und abends) verschrieben hat, reicht diese oft schon aus. Kommt es trotzdem zu Beschwerden, kann wie folgt vorgegangen werden:

- Nehmen Sie Ihr Rettungsspray (kurzwirksames β_2-Mimetikum, wie z. B. Berotec®, Bricanyl® oder Sultanol® s. Seite 36) 15 bis 20 Minuten vor der beabsichtigten sportlichen Betätigung ein.
- Als Alternative besteht die Möglichkeit, 1 Stunde vor der körperlichen Aktivität 1 Tablette zu 10 mg Singulair® (bei Kindern: 1 Tablette zu 5 mg Singulair® junior) einzunehmen.

Sollte es immer noch zu Beschwerden kommen, können Sie auch beide Medikamente gemeinsam nutzen. Auf jeden Fall sollte dann aber auch von Ihrem Arzt geprüft werden, ob die Dauertherapie ausreicht oder ob diese so umgestellt werden kann, dass Sie auch ohne zusätzliche Medikamente problemlos Sport treiben können.

2.12 Wie kommt es zum anstrengungsbedingten Asthma?

Das anstrengungsbedingte Asthma ist keine eigenständige Asthmaform. Vielmehr treten die Beschwerden nur bei einem bereits bestehenden Asthma auf, und zwar durch die überempfindlichen Atemwege (siehe auch Kapitel 5.6) des Asthmatikers. Die während der sportlichen Aktivität verstärkte und beschleunigte Atmung verursacht eine Abkühlung und einen Feuchtigkeitsverlust in der Lunge, was im Gegensatz zu gesunden Menschen zu einer Atemwegsverengung führt. Diese Verengung macht sich vor allem innerhalb der ersten 20 Minuten nach Beginn der körperlichen Betätigung in Form von Pfeifen (Giemen) und/oder Husten sowie Atemnot bemerkbar.

2.13 Soll der Asthmatiker eine bestimmte Sportart bevorzugen?

Alle Sportarten sollen, so wird gesagt, einen günstigen Effekt haben, bei denen nach einer kürzeren Belastung eine Erholungsphase möglich ist (Beispiel hierfür sind Ballspiele, Radfahren, Gerätesport). Auch Schwimmen ist vorteilhaft, weil im Schwimmbecken eine hohe Luftfeuchtigkeit herrscht, was die »Austrocknung« vermindert.

> **MERKE**
>
> Regelmäßiges körperliches Training ist für Asthmatiker sinnvoll und fast immer möglich. Grundsätzlich können Sie jede Sportart ausüben, sofern Sie Ihre Medikamente regelmäßig einnehmen und Sie die oben genannten Hinweise beherzigen.

Weniger empfohlen werden Ausdauersportarten, wie z. B. Langlauf, oder Sportarten mit Pressatmung (Gewichtheben, Klettern, Tauchen). All diese gut gemeinten Empfehlungen haben eine gewisse Berechtigung, jedoch

> ## Was kann ich tun? Verhaltenstipps bei sportlicher Aktivität
>
> ▪ Keine Kaltstarts! Vielmehr mit Gymnastik, Dehnübungen und lockerem Lauf über 30 Minuten vorher aufwärmen.
> ▪ Konsequente Einnahme der Dauermedikamente morgens und abends.
> ▪ Vor sportlicher Betätigung 1 Tablette Singulair® (1 Stunde) oder das Bedarfsspray (20 Minuten) einnehmen, wenn die regelmäßig eingenommenen Medikamente nicht ausreichen.
> ▪ Nicht ohne »Notfallspray« zum Sport gehen.
> ▪ Wenn es wirklich erforderlich ist, auch einmal eine Pause einlegen.
> ▪ Sport meiden bei (1) gerade bestehenden oder durchlebten Infektionen der Atemwege, (2) starkem Pollenflug, (3) hoher Luftverschmutzung oder (4) bei sehr niedrigen Temperaturen.
> ▪ Sportlehrer und Trainer sollten grundsätzlich über die Erkrankung Asthma informiert sein.

kann heute die Devise gelten, dass Sie all die Sportarten betreiben können, zu denen Sie Lust haben und die Ihnen Spaß machen. Im Übrigen findet jeder Einzelne sehr schnell heraus, bei welchen Sportarten er sich am wohlsten fühlt beziehungsweise welche sich nicht mit dem Asthma vertragen.

2.14 Ist die Befreiung der Kinder vom Sport wegen Asthma heute noch gerechtfertigt?

Hartnäckig hält sich die weit verbreitete Annahme, dass asthmakranke Kinder und Jugendliche vom (Schul-)Sport befreit werden müssen. »Es besteht doch die Gefahr eines Asthmaanfalls!« »Und überhaupt verbietet doch das Anstrengungsasthma eine sportliche Betätigung!« Mithilfe der modernen, hochwirksamen antiasthmatischen Medikamente lässt sich das Asthma inzwischen so behandeln, dass die meisten Asthmatiker selbst bei körperlicher Anstrengung ohne Beschwerden bleiben.

Das gilt auch und insbesondere für Kinder. Und das ist nur die medizinische Seite. Denken Sie bitte an die wichtige Aufgabe der Teilnahme am Sportunterricht für die körperliche Entwicklung des Kindes. Denken Sie auch daran, wie die aktive Teilnahme am Sportunterricht vor allem durch Mannschaftsspiele dazu beiträgt, das Kind in das soziale Gefüge der Klasse zu integrieren. Oder denken Sie daran, wie der sportliche Wettbewerb mit Klassenkameraden ein heranwachsendes Leben formen kann.

Die direkten körperlichen Konsequenzen sind offensichtlich: Zu viel Schonung bewirkt im Grunde nur das Gegenteil von dem, was man sich von einem Sportverbot verspricht. Durch die körperliche Inaktivität wird die Schwelle, ab der eine asthmatische Reaktion auftritt, eher gesenkt. Der untrainierte Asthmatiker bekommt somit bereits bei immer geringeren Belastungen Atembeschwerden. Darüber hinaus übt Sport im Umgang mit der eigenen Atmung, was wiederum bei Asthmaattacken sehr wichtig ist.

Auf den Sport zu verzichten ist also genau der falsche Weg. Es gibt überzeugende Gründe, ein Kind mit Asthma nicht vom Sport auszuschließen. Glücklicherweise erlauben die heutigen Behandlungsmöglichkeiten, dass das ohne Symptome möglich ist.

2.15 Asthma und Doping

Doping ist in aller Munde, in allen Medien und überall. Sportler werden gesperrt. Medaillen werden aberkannt, und erfolgreiche Sportler sterben im Verbindung mit der Einnahme von Dopingmitteln. Ist der heutige Leistungssport überhaupt noch ohne Medikamente denkbar? Oder umgekehrt: Darf ein Leistungssportler, wenn er erkrankt ist, überhaupt Medikamente einnehmen, ohne gleich als Dopingsünder an den Pranger gestellt zu werden?

Natürlich darf er das. Aber er muss sehr wohl aufpassen, dass er die richtigen Medikamente nimmt. Denn die Grenzlinie zwischen »erlaubt« und »nicht erlaubt« ist manchmal nur hauchdünn. Wo fängt Doping an? Wo hört Doping auf? Warum haben viele Sportler Asthma? Auch wenn wahrscheinlich nur ein kleiner Teil der Leser Leistungssport betreibt, ist es ebenfalls wahrscheinlich, dass der eine oder andere unter Ihnen sich, auf welcher Ebene auch immer, mit der Thematik beschäftigt.

Zunächst einmal soll etwas Ordnung in den Begriff gebracht werden. Spricht man von Doping, muss man grundsätzlich zwischen »verbotenen Wirkstoffen« und »verbotenen Methoden« unterscheiden. Zu den verbotenen Methoden gehört die Abgabe von falschen bzw. manipulierten Urinproben oder das so genannte »Blutdoping«. Hierbei verabreicht man Vollblut oder rote Blutkörperchen enthaltende Zubereitungen, um die Leistung zu steigern. Zu den verbotenen Wirkstoffen zählen dagegen:

- Stimulanzien
- Narkotika
- Anabole Wirkstoffe
- Entwässerungsmittel (Diuretika)
- Eiweißhormone und
- Wachstumshormone

Die für die Behandlung des Asthmas eingesetzten Mittel mit dopingartiger Wirkung gehören in erster Linie zu den *anabolen Wirkstoffen*. Diese Substanzgruppe wird nochmals in *anabole androgene Steroidhormone* (»Anabolika«) und in andere anabole Substanzen unterteilt. Und genau hier kommt es zur Berührung mit Asthmamedikamenten. Denn zu dieser Substanzengruppe gehören die Beta-2-Agonisten. Dabei handelt es sich vor allem um kurzwirksame bronchialerweiternde Präparate, die Sie als *Notfallspray* bei Bedarf einsetzen (siehe Kapitel 8.6).

Der bekannteste Wirkstoff aus der Gruppe der Beta-2-Agonisten ist Clenbuterol (Spiropent®), das darüber hinaus in der Tiermast Verwendung findet. Beta-2-Agonisten werden vor allem deshalb als Dopingsubstanzen eingesetzt, weil sie bei hoher Dosierung die Eiweißbildung der Muskelzellen anregen.

Antihistaminika (wie z. B. Zyrtec® usw.) und *chromoglycin-haltige Medikamente* (wie z. B. Aarane®, Allergospasmin®) sind prinzipiell erlaubt. Ausnahme bilden einzelne Sportarten (z. B. Schießen), wo beruhigende Mittel wie Antihistaminika (Klasse 1 und 2) vermieden werden sollten.

> **MERKE**
>
> Nimmt man seine Asthmamedikamente in der empfohlenen Dosierung inhalativ ein, liegt kein Doping vor.

Neben Beta-2-Mimetika werden kortisonhaltige Mittel im Sport häufig eingenommen. Was macht das Kortison für Sportler interessant? Kortison erhöht die Schmerzgrenze, bekämpft die Müdigkeit und wirkt leistungssteigernd. Entsprechende Tabletten sind deshalb im Leistungssport verboten. Im Gegensatz dazu ist beim Wettkampf Kortison in Form eines Sprays bei Asthma zum Inhalieren oder bei Heuschnupfen zur Anwendung in der Nase erlaubt. Die Aufnahme in den Körper ist dabei so verschwindend gering, dass ihre Wirkung lokal auf die Atemwege begrenzt ist. Verboten ist dagegen die Verabreichung mittels Tabletten oder Spritze (in die Muskulatur oder ins Blut).

Welche Beta-2-Mimetika sind bei Leistungssportlern erlaubt?

- Bei Asthma **erlaubt** sind die inhalativ verabreichten langwirksamen Beta-2-Agonisten Formoterol (Foradil®, Oxis®) und Salmeterol (Aeromax®, Serevent®), die mit Kortison kombiniert auch im Symbicort®-Turbohaler und in Viani® oder Atmadisk® vorkommen.
- Bei Asthma **erlaubt** sind ferner die inhalativ verabreichten kurzwirksamen Beta-2-Agonisten (Notfallspray®) Salbutamol (Apsomol®, Broncho®, Cyclocaps®, Epaq®, Salbu-Fatol®, Salbulair®, Sultanol®, Ventilastin® und Volmac®, jeweils nur zur Inhalation) und Terbutalin (Aerodur®, Bricanyl®, Contimit®, Terbul®, Terbutalin®, jeweils nur zur Inhalation).
- Nicht erlaubt sind jedoch Beta-2-Agonisten, wenn sie nicht inhaliert, sondern z. B. unter die Haut gespritzt werden.
- Alle anderen Beta-2-Agonisten sind **verboten**.
- Für Salbutamol (Apsomol®, Broncho®, Cyclocaps®, Epaq®, Salbu-Fatol®, Salbulair®, Sultanol®, Ventilastin® und Volmac®) gilt zudem ein oberer Grenzwert im Urin von 1 µg/ml. Was darüber liegt, wird als Anabolikamissbrauch beurteilt.
- Der Gebrauch von Beta-2-Agonisten muss vor einem Wettkampf gemeldet werden und die Diagnose eines Asthma bronchiale durch einen Facharzt bestätigt werden.

2.16 Asthma und Freizeit

Freizeit ist alles, was neben dem Beruf, der Familie und anderen Verpflichtungen noch an Zeit übrig bleibt. Freizeit bedeutet Zeit für Hobbys und alles andere, was man schon immer einmal verwirklichen wollte und wofür niemals genug Zeit bleibt oder ist.

Auch hier lauern gelegentlich Gefahren für den Asthmatiker. Vermutlich haben Sie bereits schon selbst herausgefunden, welche Hobbys und Freizeitaktivitäten für Sie ohne Probleme machbar sind. Wenn Sie sich jedoch ge-

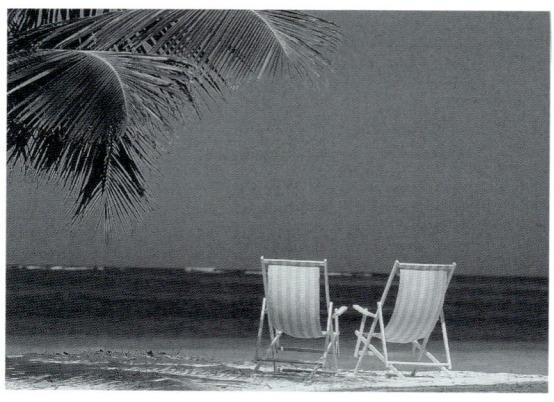

rade nach einem neuen Hobby umschauen, berücksichtigen Sie bitte, dass es bestimmte Bereiche gibt, bei denen Sie sich eher zurückhalten sollten. Hierzu gehört

- die Haltung von Tieren (vor allem Katze, Meerschweinchen und Hund bergen eine reelle Gefahr)
- der Umgang mit Holz oder andere handwerkliche Tätigkeiten, bei denen Staub aufgewirbelt wird, und
- selbst der Garten, der neben den Pollen im Sommer dann im Herbst über feuchtes Gras und Laub eine Allergie gegen Schimmelpilze begünstigen könnte.

Damit wir uns recht verstehen: Ich will Ihnen keines Ihrer Hobbys ausreden, sondern nur auf mögliche Gefahren für Sie als Asthmatiker hinweisen.

2.17 Asthma, Reisen und Urlaub

Urlaub! Hurra! Ein ganzes Jahr haben Sie darauf gewartet. Ein ganzes Jahr haben Sie darauf hingearbeitet. Und nun ist es so weit. Abschalten ist angesagt. Den täglichen Stress vergessen. Ein ganz anderes Leben führen! Aber wer unter Asthma leidet, bei dem kann der unvorbereitete Urlaub auch leicht zu einem Horrortrip werden. Deshalb gilt:

> **Ihr Urlaubsziel:** ein Urlaub ohne Allergie und Asthma

Damit das nicht geschieht und Sie diese Zeit trotz Ihrer Erkrankung in vollen Zügen genießen können, sollten Sie folgende Regeln beherzigen.

Regel Nr. 1
Planen Sie Ihren Urlaub gründlich
Viele Dinge wollen bedacht werden, bevor man in Urlaub fährt. Kleidung, Badesachen, Reiseapotheke und so weiter und so weiter. Aber tatsächlich

> **MERKE**
>
> Nur wer gut vorbereitet in den Urlaub fährt, schont die Nerven und nicht zuletzt seine Atemwege.
>
> Und:
>
> Nur wer seine Atemwege schont, schont umgekehrt auch seine Nerven.

beginnt die Planung eines erholsamen Urlaubs und entspannter Ferien schon gut ein halbes oder ganzes Jahr vor dem eigentlichen Ereignis.

Die nachfolgende Checkliste soll Ihnen helfen, im Urlaub gesund zu bleiben und für den Fall der Fälle präpariert zu sein.

> **CHECKLISTE 3**
>
> ## Was man vor einem Urlaub nicht vergessen sollte
>
> ✔ Gesundheitscheck beim behandelnden Arzt
>
> ✔ Europäischer Notfallausweis
>
> ✔ Ausreichend Asthmamedikamente für die gesamte Reise besorgen
>
> ✔ Notfallmedikamente, am besten in kleiner Box, immer mit sich führen
>
> ✔ Ärztliche Versorgung vor Ort sicherstellen (Reisebüro)
>
> ✔ Zeitverschiebung bei regelmäßiger Medikamenteneinnahme berücksichtigen und mit dem Arzt absprechen
>
> ✔ Reiseapotheke zusammenstellen (Wundversorgung, Durchfallmittel, Insekten- und Sonnenschutz)
>
> ✔ Reisekrankenversicherung inklusive Rücktransport abschließen
>
> ✔ Eventuell reisemedizinische Beratung für Endemiegebiete
>
> ✔ Gelben Impfpass mitnehmen.

Regel Nr. 2
Beachten Sie Klimatabellen und Pollenflugkalender

Neben Lust, Laune und aktuellem Gesundheitszustand sollten das Klima und die Allergenbelastung Urlaubsort und -jahreszeit bestimmen. Ein paar Grundregeln allerdings gelten schon. So kommen Pollenallergiker vor allem an der Nordsee oder Ostsee gut zurecht. Aber auch dort und vor allem bei anderen Zielen sollten sich alle, die auf fliegende Blütenboten reagieren, über die bevorzugten Flugzeiten ihrer »Pollen« im Urlaubsgebiet informieren. Einen Überblick gibt Ihnen Abbildung 2.

Weitere Informationen erhalten Sie beim Deutschen Allergie- und Asthmabund e.V. Klimatabellen gibt es auch im Internet, in Reiseführern, Reisebüros und bei den Infodiensten einiger Krankenkassen. Eine tagesaktuelle Pollenflugvorhersage für Deutschland und ein europäischer Pollenflugkalender sind bei der *Stiftung Deutscher Polleninformationsdienst* (PID) abrufbar und telefonisch oder per Post zu erfragen.

Internetbenutzer können die aktuellen Pollenflugdaten für Deutschland über den gemeinsamen Service der Stiftung Deutscher Polleninformationsdienst (PID) und des Deutschen Wetterdienstes (DWD) abrufen. Die Adressen: www.wetter.com und www.pollenstiftung.de

Die Pollenflugvorhersage ist weiterhin auf die Homepage des Allergie-, Dokumentations- und Informationszentrums (ADIZ), Bad Lippspringe zu finden: www.adiz.de.

Regel Nr. 3
Suchen Sie nach geeigneten Unterkünften für Asthmatiker und Allergiker

Allergietaugliche Hotels und Ferienwohnungen von der Ostseeküste bis zum Schwarzwald, von den Pyrenäen bis nach Tirol und von Ungarn bis auf die Kanarischen Inseln bietet der *Allergo-Katalog* (7,50 Euro). Große Reiseveranstalter stellen derzeit keinen speziellen Service oder Katalog für Menschen mit Atemwegserkrankungen zur Verfügung. Ob die Unterkünfte bei allergischem Asthma geeignet oder Nichtraucherzimmer und -zonen vorhanden sind, sollte man deshalb durch eine direkte Anfrage beim Hotel klären. Anschriften und Adressen hierzu finden Sie im Anhang (Nichtraucher-Initiative Deutschland e.V.).

Regel Nr. 4

Wie gut ist die ärztliche Versorgung am Urlaubsort?

Über die Art und den Umfang der am Urlaubsort angebotenen ärztlichen Versorgung, über Notrufnummern, Adressen von Ärzten oder medizinischen Einrichtungen am Urlaubsort beim ADAC oder beim Deutschen Allergie- und Asthmabund (DAAB) Informationen einholen (siehe Anhang). Generell tut eine möglichst belastungsarme Umgebung jedem Allergiker gut. Worauf es dabei ankommt, entnehmen Sie der Checkliste 4.

CHECKLISTE 4

Die richtigen Fragen für die Auswahl des richtigen Hotels!

✓ **Wie alt ist das Hotel?**
(Je moderner, desto besser! Schimmel, Staub usw. finden sich häufiger in älteren Gebäuden)

✓ **Existieren genügend Fenster zum Lüften in den Räumen?**
(Fenster zum Lüften sind für die Verminderung der Allergenkonzentration wichtig)

✓ **Existieren Klimaanlagen in den Räumen?**
(Klimaanlagen wirbeln Staub und Allergene auf und sind deshalb für Allergiker weniger geeignet)

✓ **Ist das Material des Bettzeugs waschbar?**
(Regelmäßiges und häufiges Waschen ist für die Verminderung der Hausstaubmilbenkonzentration von Bedeutung)

✓ **Wie alt sind die Matratzen. Ist ein »Encasing« möglich?**
(Unbedingt erforderlich, wenn Sie an einer Hausstaubmilbenallergie leiden)

✓ **Welchen Bodenbelag haben die Zimmer?**
(Ein Teppich ist ungünstig, besser sind Parkett- oder Kunststofffußböden)

✓ **Wie sind die Zimmer eingerichtet (Pflanzen, Vorhänge)?**
(Pflanzen, Vorhänge, Stoffmöbel erhöhen die Hausstaubmilbenmenge)

✓ **Welche Reinigungsmittel werden verwendet?**
(Sehr scharfe Mittel reizen Ihre Atemwege)

✓ **Gibt es Nichtraucherzimmer?**
(Raucherzimmer, auch als Nachbarzimmer, sind nicht akzeptabel)

Italien

	Jan.	Febr.	März	April	Mai	Juni	Juli	Aug.	Sept.	Okt.	Nov.	Dez.
Beifuß							■	■	■			
Birke			■	■								
Eiche				■	■							
Erle		■	■	■								
Esche	■	■	■	■								
Glaskraut					■	■					■	
Gräser (Roggen)				■	■	■	■					
Hasel	■	■	■									
Ölbaum				■	■							
Platane			■	■								

Österreich

	Jan.	Febr.	März	April	Mai	Juni	Juli	Aug.	Sept.	Okt.	Nov.	Dez.
Beifuß					■		■	■	■			
Birke				■	■							
Eiche												
Erle		■	■									
Gräser (Roggen)					■	■	■	■				
Hasel		■	■									

Schweiz

	Jan.	Febr.	März	April	Mai	Juni	Juli	Aug.	Sept.	Okt.	Nov.	Dez.
Beifuß							■	■	■			
Birke				■	■							
Eiche					■							
Erle		■	■	■	■	■						
Esche				■	■							
Gräser (Roggen)												
Hasel		■	■									
Platane					■							

Spanien

	Jan.	Febr.	März	April	Mai	Juni	Juli	Aug.	Sept.	Okt.	Nov.	Dez.
Beifuß								■	■	■	■	
Eiche				■	■							
Erle	■	■										
Esche	■	■	■									
Glaskraut					■	■	■					
Gräser (Roggen)			■	■	■							
Hasel	■	■	■									
Ölbaum				■	■	■						
Platane			■	■	■							

Abb. 2: Der Flugplan der Pollen in verschiedenen Ländern

Benelux

	Jan.	Febr.	März	April	Mai	Juni	Juli	Aug.	Sept.	Okt.	Nov.	Dez.
Beifuß							▓	▓	▓			
Birke				▓	▓	▓						
Eiche												
Erle		▓	▓	▓								
Esche												
Glaskraut						▓	▓	▓	▓			
Gräser (Roggen)					▓	▓	▓	▓	▓			
Hasel		▓	▓									
Platane				▓	▓							

Dänemark

	Jan.	Febr.	März	April	Mai	Juni	Juli	Aug.	Sept.	Okt.	Nov.	Dez.
Beifuß							▓	▓	▓			
Birke				▓	▓							
Eiche				▓	▓	▓						
Erle			▓	▓								
Esche			▓	▓								
Gräser (Roggen)					▓	▓	▓					
Hasel		▓	▓									

Frankreich

	Jan.	Febr.	März	April	Mai	Juni	Juli	Aug.	Sept.	Okt.	Nov.	Dez.
Beifuß							▓	▓	▓			
Birke				▓								
Eiche				▓								
Erle		▓	▓									
Esche			▓	▓								
Glaskraut					▓	▓	▓	▓	▓			
Gräser (Roggen)				▓	▓	▓	▓	▓				
Hasel	▓	▓										
Ölbaum				▓	▓	▓						
Platane				▓								

Großbritannien

	Jan.	Febr.	März	April	Mai	Juni	Juli	Aug.	Sept.	Okt.	Nov.	Dez.
Beifuß							▓	▓	▓			
Birke				▓	▓							
Eiche												
Erle		▓	▓									
Esche				▓								
Gräser (Roggen)					▓	▓	▓	▓				
Hasel	▓	▓										

> ▪ **Sind Tiere im Haus erlaubt?**
> (Wenn Tiere im Haus übernachten, können Sie sich den Allergenen nicht entziehen)
> ▪ **Gibt es einen erfahrenen Ansprechpartner in der Hotelküche?**
> (Bei Nahrungsmittelunverträglichkeiten muss die Küche in der Lage sein, Ihnen die geeignete Kost zur Verfügung zu stellen)

Regel Nr. 5
Besorgen Sie sich einen Europäischen Notfallpass für alle Fälle

Ein *Europäischer Notfallpass* (erhältlich beim Deutschen Bundesverlag, Postfach 1320, 53030 Bonn) hilft vor Ort im Falle unerwarteter medizinischer Probleme. Der Text ist in neun Sprachen abgefasst, und der Sie behandelnde Arzt kann vor der Reise alle wichtigen krankheitsbezogenen Informationen eintragen. Das erleichtert es dem Arzt vor Ort, sich unmittelbar ein Bild von Ihrer Erkrankung zu machen, ohne dass Sie groß Worte verlieren müssen.

Regel Nr. 6
Wo finde ich die günstigsten Urlaubsorte?

Ganz allgemein fühlen sich Patienten mit Bronchialasthma am wohlsten bei einem milden Klima, wie man es zum Beispiel auf den Kanaren und Balearen findet. Raues oder extremes Klima ist dagegen ungünstig. Dazu gehören sehr kalte oder aber auch sehr warme Gebiete.

Regel Nr. 7
Gehen Sie als Milbenallergiker in die Höhe

Wem vor allem Hausstaubmilben zu schaffen machen, der ist am besten in den Bergen über 1 500 Höhenmetern aufgehoben, weil das Klima für Milben dort einfach zu ungastlich ist.

Regel Nr. 8
Erkundigen Sie sich nach dem Urlaubsessen

Bei Nahrungsmittelallergikern hingegen kommt es vor allem auf die Unterkunft an. Selbstverpflegung, ggf. mit (teilweise) selbst mitgebrachten Lebensmitteln bietet hier die größte Sicherheit. Bei Hotelurlauben sollten Sie vorher abklären, dass in der Küche geschultes Personal arbeitet, das Mahlzeiten nach Ihren Bedürfnissen zubereiten kann.

Regel Nr. 9
Überdenken Sie die Urlaubsan- und -abreise

Man kann mit dem Auto fahren, mit der Bahn oder dem Flugzeug reisen. Alles ist möglich. Überlegen Sie sich, was für Sie am günstigsten und für Ihre Lunge am erträglichsten ist.

Noch ein Wort zum Fliegen. Wer an einer Lungenkrankheit leidet, darf unter Umständen nicht fliegen. Denn der Sauerstoffgehalt an Bord ist etwas niedriger, und auch die Druckverhältnisse sind anders. Viele Airlines bieten – meist gegen Aufpreis – an Bord auch konzentrierten Sauerstoff an, falls erforderlich. Für den Asthmatiker stellt eine Flugreise allerdings nur selten ein Problem dar, wenn dieser seine Behandlung konsequent durchführt. Für weitere Details zu diesem Thema siehe Abschnitt 12.11).

> **TIPP**
>
> Wenn Ihr Arzt grünes Licht für einen Flugurlaub gegeben hat, vergessen Sie nicht, Ihre wichtigen Medikamente ins Handgepäck zu legen – und zwar die für den kompletten Urlaub nötige Menge. Denn so mancher Koffer ging schon verloren und tauchte erst nach Tagen wieder auf. **Und das könnte für Sie schwerwiegende Folgen haben!**

Regel Nr. 10
Planen Sie Ihren Urlaubssport

Manch einer möchte sich im Urlaub nicht nur auf die faule Haut legen, sondern auch Sport treiben. Das ist kein Widerspruch zum »Sich-hängen-lassen«. Im Gegenteil, sportliche Aktivitäten gleichen das Gemüt aus, lenken ab und tun einfach gut. Das ist prinzipiell überhaupt kein Problem, denn ein vernünftig aufgebautes und Ihrem Trainingszustand angepasstes Bewegungsprogramm gehört mittlerweile als fester Bestandteil zur Asthmatherapie. Bitte sprechen Sie auch hierüber vorher mit Ihrem Arzt – speziell, wenn Sie einen Berg- oder Tauchurlaub planen. Allergiepatienten sollten darauf achten, dass sie ihr Bewegungsprogramm in allergenfreie Zeiten und Zonen legen.

Aber bitte: Eine Joggingrunde bei hohen Ozonwerten oder eine Wandertour durch blühende Wiesen gehört besser nicht auf Ihren Urlaubsplan.

2.18 Der Urlaubs-Knigge

Wie gesagt: Atemwegspatienten lassen sich nicht über einen Kamm sche-
ren, und jeder sollte sich vor dem Urlaub mit seinem Arzt besprechen. Ein
paar Empfehlungen allerdings gelten für fast alle.

Wichtige Regeln für den allergiefreien Urlaub (der »Urlaubs-Knigge«)

Der Urlaubs-Knigge

- Entspannung ist das A und O. Daher sollten Reisen drei bis vier Wochen
  dauern, damit sich der Körper wirklich erholen kann.
- Die Umstellung auf eine andere Umgebung und ein anderes Klima braucht
  Zeit, besonders bei latenten körperlichen Belastungen wie Asthma und Allergien. Größere Unternehmungen sind daher frühestens ab dem dritten
  Urlaubstag sinnvoll.
- Stress ist Gift für Asthmatiker! Ein Powerurlaub mit dicht gedrängtem Pro-
  gramm ist daher nicht anzuraten. Je mehr der gewohnte persönliche Rhy-
  thmus beibehalten werden kann, desto besser. Also: Lassen Sie sich einfach einmal richtig hängen.
- Pollenallergiker fühlen sich an der Nordsee oder Ostsee wohl und überall
  dort, wo die Allergie auslösenden Störenfriede gerade keine Saison haben
  (Herbst, Winter). Die nötige Information lässt sich dem Pollenflugkalender
  entnehmen.
- Eine allergiegerechte Unterkunft buchen: Hausstaubmilbenallergiker kommen im Hochgebirge ab ca. 1500 Höhenmetern gut zurecht. Trotzdem oder
  in tieferen Lagen das Encasing (milbendichter Schutzbezug) zum Einschlagen der Matratze und des Bettzeugs unbedingt mitnehmen.
- Tierhaarallergiker müssen haustierfreie Unterkünfte wählen. Ein Urlaub
  auf dem Bauernhof birgt häufig Probleme. Selbst eine Unterkunft, in der
  Haustiere erlaubt sind, ist problematisch, da die Allergene überall eindringen können.
- Asthmatiker vertragen in der Regel ein trockenes mildes Schonklima (Kanaren, Balearen) gut.
- Egal, wo Sie hinfahren, Sie sollten Nichtraucherunterkünften unbedingt
  den Vorzug geben.
- Vor der Abfahrt nochmals mit dem Arzt Ihre Urlaubspläne durchgehen. Der
  hat sicher noch einen Tipp für Sie parat.

2.19 Asthma und Partnerschaft

Leben ist Leben in einer Gemeinschaft mit anderen, wie auch immer diese aussehen mag. Wer Freunde hat, dem macht das Leben doppelt Spaß. Wer in einer Partnerschaft lebt, ist nicht alleine. Man kann sehr persönliche Dinge austauschen, sich Geheimnisse und auch eigene Schwächen anvertrauen. Man kann auch eingestehen, dass man an einer Krankheit leidet. Das gilt insbesondere für eine Partnerschaft zwischen Mann und Frau. Liebt Ihr Partner Sie wirklich, wird eine Krankheit niemals ein Grund sein, die Verbindung aufzulösen. Liebe bedeutet auch in Ihrem Fall das, was es in jeder Partnerschaft bedeuten sollte, nämlich in jeder Situation für den anderen da zu sein.

In jedem Falle gilt: Lassen Sie sich nicht unter Druck setzen, und stehen Sie zu Ihrer Erkrankung. Entweder der andere akzeptiert Sie so, wie Sie sind, oder eine Trennung ist unvermeidlich. Versuchen Sie nicht, sich um jeden Preis anzupassen und Ihr Asthma zu unterdrücken. Und halten Sie sich auch mit Ihrer Meinung und Ihren Gefühlen nicht zurück. Nur in einer offenen und vertrauensvollen Atmosphäre kann eine Beziehung gedeihen.

Natürlich wird es auch Enttäuschungen geben, weil der Partner nicht akzeptieren kann, dass Sie an Asthma leiden. Aber erstens gibt es auch bei Freundschaften unter Gesunden Enttäuschungen aller Art, und zweitens ist es um eine solche Bekanntschaft nicht schade.

2.20 Asthma und Freundschaft

Jeder kennt es: Man will von einer Gruppe akzeptiert sein und ankommen. Geringes Selbstvertrauen und Unsicherheit scheinen nicht angesagt. Schon gar nicht, wenn es um das Knüpfen von Kontakten und um Freundschaften geht. Vielmehr gibt man alles, um als »echter Typ« dazustehen und um dazuzugehören. Gerade wenn man eine chronische Erkrankung mit sich herumschleppt, kann diese eine Bürde sein, weil Sie sich durch Ihre Erkrankung vielleicht verunsichert fühlen und diese Ihr unbekümmertes, selbstbewuss-

> **MERKE**
>
> Eine richtige Behandlung macht Sie beschwerdefrei und lässt diese Ängste erst gar nicht aufkommen.

tes Auftreten hemmt. Deshalb kann es mehr Mut verlangen und mehr Überwindung kosten, auf andere zuzugehen, wenn man an Asthma leidet. Bedenken Sie aber:

Das bedeutet für Sie auch ungehinderten Umgang mit Ihren jetzigen und zukünftigen Freunden sowie ungehemmte Bewegungsfreiheit.

2.21 Asthma, Schwangerschaft, Wehen und Geburt

Der Geburtstermin rückt näher. Sie haben Ihren Koffer für die Entbindung bereits gepackt. Was kommt nun mit den Wehen und der bevorstehenden Entbindung auf Sie zu?

Die Überwachung

Sowohl Sie als auch Ihr Kind werden während der Wehen kontinuierlich überwacht, um für Ihre Gesundheit und die Ihres Kindes kein Risiko einzugehen. Das gilt insbesondere bei bekanntem Asthma.

Überwachung Ihres Kindes. Wie bei allen bevorstehenden Geburten wird der Herzschlag Ihres Kindes elektronisch mit Eintreffen im Krankenhaus

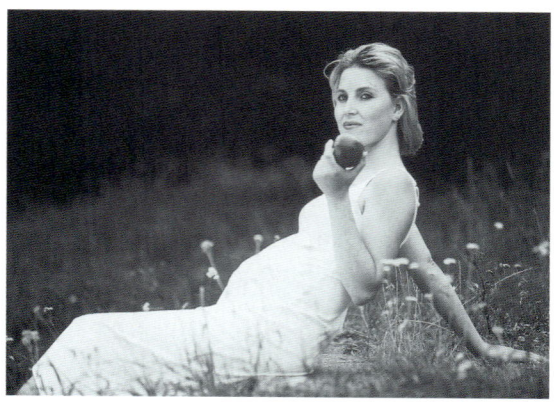

überwacht. Wenn Ihr Asthma gut kontrolliert ist und keine Beschwerden bestehen, kann auf eine ununterbrochene Überwachung sogar verzichtet werden.

Überwachung der werdenden Mutter. Bei Ihnen werden beim Eintreffen ins Krankenhaus die Lunge sowie der PEF-Wert untersucht und ggf. regelmäßig bis in den Kreißsaal kontrolliert. Auch nach der Geburt werden die Messungen alle zwölf Stunden fortgeführt, damit mögliche Änderungen der Asthmaaktivität auf keinen Fall übersehen werden. Wenn sich Asthmabeschwerden (Luftnot, Hustenanfälle) einstellen und der PEF-Wert abfällt, werden nach Einleitung der Behandlungsmaßnahmen häufigere Messungen notwendig. Eine Infusion soll dann eine ausreichende Flüssigkeitszufuhr des Körpers sicherstellen. Eine angemessene Schmerzbekämpfung vermindert das Risiko einer Atemwegsverkrampfung.

Die Medikamente

Sofern Ihr Asthma gut eingestellt ist, werden Ihre Dauermedikamente in unveränderter Form, auch während der Wehen und der Geburt sowie nach der Geburt, regelmäßig fortgeführt.

Bestehen jedoch asthmatische Beschwerden, sollten Sie nicht in allerletzter Minute ins Krankenhaus gehen. Hinweise darauf gibt Ihnen sicher Ihr Frauenarzt. Auf diese Weise kann man Sie besser vorbereiten und ggf. die Therapie intensivieren. Außerdem vermeidet man so unnötige Hektik. Scheuen Sie sich auch nicht davor, nach einer Schmerzbehandlung zu fragen. Dadurch lässt sich das Risiko einer Bronchienverkrampfung vermindern.

2.22 Asthma und die Zeit nach der Geburt

Etwas Einzigartiges ist geschehen: Ihr Nachwuchs ist da! Ein einmalig schönes und überwältigendes Gefühl! Aber womit müssen Sie jetzt als Nächstes rechnen?

Diese Phase ist vonseiten der Mutter durch Sorge um das Neugeborene, Müdigkeit durch die Strapazen der Schwangerschaft und die nächtliche Betreuung sowie möglicherweise eine depressive Verstimmung gekennzeichnet. Deshalb ist besonders darauf zu achten, dass die Kontrolle Ihres Asthmas gerade jetzt nicht aus den Fugen gerät.

> **MERKE**
>
> Nach der Geburt des Babys kann es notwendig sein, Asthmamedikamente und Dosis zu ändern. Da einige Schwangere eine Änderung der Asthmabeschwerden während der Schwangerschaft durchmachen, ist damit zu rechnen, dass sich die Erkrankung auch nach der Geburt wieder ändert.

Hat sich bei Ihnen das Asthma während der Schwangerschaft verbessert und erlaubte dies eine Verringerung Ihrer Asthmamedikamente, kann es unmittelbar nach der Geburt wieder zu einer Verschlechterung kommen. Wenn man das weiß, kann man sich darauf einstellen und ggf. die ursprünglich nötigen Medikamente bereithalten.

2.23 Asthma und Stillen

So wie die Wahl Ihrer Medikamente bereits einmal vor oder während der Schwangerschaft bewusst überprüft wurde, muss nun nochmals überlegt werden, welche der Medikamente in dieser Phase weiter eingenommen werden können. Gab es früher die Sorge, dass Medikamente über das mütterliche Blut das Kind im Mutterleib schädigen, muss man sich nun klar machen, welche Substanzen über die Muttermilch die Gesundheit des Säuglings beeinträchtigen könnten.

Die Stillperiode – welche Medikamente sind erlaubt, welche nicht?

Erlaubte Medikamente
- Inhalatives Kortison (z. B. Alvesco®, Pulmicort®, in Viani®, in Symbicort®)
- Cromoglicinsäure (in Aarane® u. a.)
- Beta-2-Mimetika (in Viani®, in Symbicort®, Berotec® usw.)

Medikamente, wenn möglich, in der Stillperiode auslassen
- Theophyllin (kann den Säugling reizbar machen)
- Antihistaminika (machen den Säugling schlaflos und reizbar; vermindern die Bildung von Muttermilch)
- Leukotrien-Hemmer Montelukast (Singulair®) (keine Erfahrungen)
- Der Anti-IgE-Antikörper Omalizumab (Xolair®) (keine Erfahrungen)

Absolut verboten!
- Tetrazykline (Antibiotikum)
- Sulfonamide (Antibiotikum)
- Gyrasehemmer (Antibiotikum)
- Cyclosporin (Immunhemmer)
- Methotrexat (Immunhemmer)

Noch ein Wort zum Rauchen

Es ist lange bekannt, dass Kinder einer rauchenden Mutter kleiner sind, ein geringeres Geburtsgewicht aufweisen und bezüglich ihrer geistigen Fähigkeiten möglicherweise lebenslang benachteiligt sind.

Rauchen beeinflusst aber nicht nur das werdende Kind im Mutterleib, sondern gefährdet auch das Neugeborene. Kinder von rauchenden Eltern leiden viel häufiger an Erkältungen und Infektionen der Atemwege als solche nicht rauchender Eltern. Wollen Sie das Ihrem Kind wirklich antun?

Und noch eine Warnung zum Schluss:

> **ACHTUNG!**
>
> Neugeborene einer Mutter, die während der Schwangerschaft das Rauchen eingestellt hat und nach der Geburt wieder damit anfängt, haben ein doppeltes Risiko am »plötzlichen Kindstod« zu sterben!

Aber als Asthmatiker kommt für Sie Rauchen ja sowieso nicht infrage … oder?

2.24 Asthma und Rente

Das Ende des Berufslebens bedeutet einen neuen Lebensabschnitt. Ein Abschnitt mit weniger Stress, weniger Verpflichtungen und weniger Zeitdruck. Ein Abschnitt mit neuen Freiheiten und der Möglichkeit, sich neue Betätigungsfelder zu erschließen. Zeit für Hobbys, für den Garten, für ausgiebige Wanderungen sowie für größere Reisen. Eben für all das, was Sie sich schon immer vorgenommen hatten, aber bisher niemals verwirklichen konnten.

An anderer Stelle wurde schon besprochen, welche Allergene Sie meiden und welche Zeiten bzw. welches Klima Sie aussuchen sollten, um Spaziergänge in die Natur zu machen. Auch die Vorsichtsmaßnahmen und Tipps zu Reiseunternehmungen wurden bereits dargelegt. Diese bleiben die gleichen, ob in jungen oder etwas älteren Tagen (siehe oben).

Im Hinblick auf Ihr Asthma können sich aber noch andere Situationen ergeben, die im fortgeschrittenen Alter zu berücksichtigen sind. Diese haben weniger direkt mit Ihrem Rentnerdasein zu tun als vielmehr mit einer altersbedingten Abnahme der Organfunktionen.

Damit wir uns richtig verstehen, Sie sind noch immer rüstig und fühlen sich körperlich und geistig fit. Die hier angesprochenen Einschränkungen

Altersbedingte Veränderungen

- Altersbedingte Lungenveränderungen, wie z. B. die Abnahme der Lungenelastizität und der Beweglichkeit des knöchernen Brustkorbes, die Ihre asthmatischen Beschwerden verstärken können.
- Altersbedingte Abnahme der Leberfunktion, was z. B. beim Abbau von Medikamenten eine Rolle spielt.
- Mit dem Alter einhergehende Erkrankungen anderer Organe, wie Übergewicht, Herzkrankheiten, Nierenkrankheiten, für die Sie auch Medikamente einnehmen und die sich möglicherweise mit Ihren Asthmamedikamenten nicht vertragen.
- Verminderte Aufnahmefähigkeit und etwas vermehrte Vergesslichkeit mit der Gefahr, dass Sie Ihre Dauermedikamente zur Behandlung Ihres Asthmas einzunehmen vergessen.
- Einschränkung der Beweglichkeit und der Handhabung von Medikamenten und Verabreichungsgerät, sodass Schwierigkeiten bei der Inhalation Ihrer Asthmamedikamente auftreten können.

treffen für Sie deshalb möglicherweise gar nicht zu. Aber man weiß nie, vielleicht könnten diese Ratschläge in Zukunft irgendwann einmal für Sie nützlich werden.

Die Behandlung Ihres Asthmas kann im Alter bestimmte Probleme hervorrufen, wenn bei Ihnen möglicherweise noch andere Erkrankungen bestehen. So können bestimmte, zur Asthmatherapie eingesetzte Medikamente die Funktion anderer Organe verschlechtern (zum Beispiel den »Grünen Star« (Glaukom) durch Ihr bronchialerweiterndes Beta-2-Mimetikum) oder eine noch verdeckte Erkrankung auslösen (zum Beispiel »Diabetes« durch die Behandlung mit Kortisontabletten).

Umgekehrt können aber auch Medikamente, die zur Behandlung anderer Krankheiten eingesetzt werden, Asthmabeschwerden auslösen oder verschlechtern.

Darüber hinaus muss damit gerechnet werden, dass im Alter die Leberfunktion abnimmt. Insbesondere für die Dosierung von Theophyllin (z. B. Euphylong®) kann das von Bedeutung sein, weil das Medikament langsamer abgebaut wird und sich so im Körper anreichern kann. Mittels regelmäßiger Theophyllinspiegelkontrollen bekommt man das aber leicht in den Griff.

Welche Ihrer Asthmamedikamente können andere medikamentöse Behandlungen beeinflussen?

Beta-2-Mimetika

Gefahren: Zittern (Tremor), Herzfunktionsstörung mit pochendem und schnellem Herzschlag, Überzuckerung (Diabetes mellitus), Kaliummangel, Engwinkelglaukom (»Grüner Star«)

Theophyllin

Gefahren: Überdosierung mit Agitiertheit oder Unruhe, Blasenentleerungsstörungen bei Prostatavergrößerung, Herzrhythmusstörungen, Beeinflussung der Wirksamkeit anderer Medikamente, Mangel an dem Spurenelement Kalium

Kortison

Gefahren: Blutzuckererhöhung (Diabetes mellitus), Osteoporose, Verwirrtheit, Agitiertheit bis hin zu einer Psychose, Magengeschwür, Schlafstörung, Muskelschädigung, Bluthochdruck, Katarakt (»Grauer Star«)

Welche Nicht-Asthma-Medikamente können Ihre Asthmabeschwerden beeinflussen?

ACE-Inhibitoren

Gabe bei: Bluthochdruck, Herzinfarkt, Herzschwäche
Unerwünschte Wirkungen: Trockener Reizhusten, Entzündung der Nasennebenhöhlen und Atemwegsverengung (selten)

Salizylsäure

Gabe bei: Vorbeugung gegen Gefäßverschluss (z. B. Herzinfarkt)
Unerwünschte Wirkungen: Atemwegsverengung bei bestehender Analgetikaintoleranz

Betablocker

Gabe bei: Bluthochdruck, Herzinfarkt, Herzschwäche, Grüner Star (Glaukom)
Unerwünschte Wirkungen: Atemwegsverengung bei vorbestehendem Asthma

Wenn Sie die oben genannten Gesichtspunkte berücksichtigen und wenn Sie Ihren Arzt besonders darauf hinweisen, kann eigentlich nichts passieren.

3 Asthma im Wechsel der Jahreszeiten – was muss ich beachten?

Wie die Jahreszeiten selbst, ändern sich auch die Bedingungen für Ihre Asthmaerkrankung im Laufe eines Jahres. Im Sommer wirbeln Unmengen von Blütenpollen durch die Luft. Im Winter dagegen vermehren sich besonders die Hausstaubmilben. Pilze wachsen besonders gut in der herbstlichen Feuchtigkeit. Sie sehen also, dass es für Sie gilt, ein paar Dinge zu berücksichtigen, um eine bestmögliche Asthmakontrolle zu erreichen.

3.1 Wie komme ich durch Frühling und Sommer?

Frühling und Sommer sind die Jahreszeiten der erwachenden Natur, aber auch der Gefühle. Es wird warm und wärmer. Der Umfang der Bekleidung

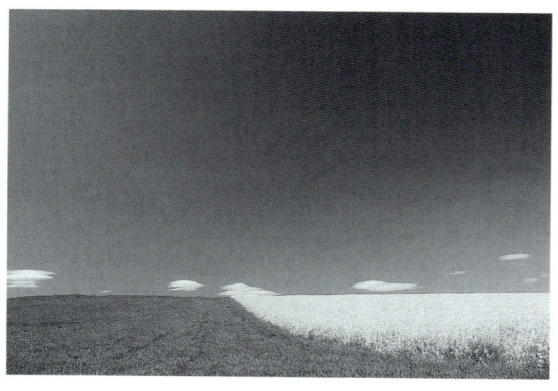

nimmt für jeden ersichtlich ab. Die im Winter noch so unfreundlichen Regenschauer sind sogar eine willkommene Abkühlung und vermindern vor allem die Pollenmenge in der Luft. Frühling und Sommer sind aber auch die Zeit der Gewitter, die wiederum vermehrt Ozon entstehen lassen. Jetzt halten die Hausstaubmilben ihren »Winterschlaf«. Dafür kommen jetzt die Pollen groß raus! Frühling und Sommer sind aber auch die Jahreszeiten der »Sommergrippe«. Schließlich ist der Sommer auch die Zeit, die man gerne im Freien verbringt, seine Joggingschuhe wieder auspackt oder mit der Karotte in der Hand in die Natur zieht und seine Badehose von der Leine nimmt.

Jahreszeitlich bedingte Änderungen für Ihr Asthma:

Blütezeit. Eine ganz wesentliche Bedeutung hat für den Allergiker und Asthmatiker im Frühling und Sommer die Blüte- oder Pollenflugzeit. Sie merken ja selbst nur zu gut, in welchen Monaten die Beschwerden auftreten und wann diese wieder zurückgehen. Schlimm aber ist die Tatsache, dass, sofern Sie Pollenallergiker sind, Ihre beschwerdefreie »Schonfrist« in den letzten Jahren immer weiter abgenommen hat. Durch die immer kürzeren und milderen Winter beginnt der Pollenflug nämlich früher und damit auch Ihre Leidenszeit. Messungen haben gezeigt, dass Pflanzen mittlerweile etwa 20 Tage eher blühen als noch vor 20 Jahren. Schon mitten im Winter treten daher bei Allergikern, die allergisch auf Baumpollen wie Haselnuss, Erle oder Birke reagieren, Asthmasymptome auf. Seit Ende der 1980er-Jahre liegen die Durchschnittswerte im Winter zwei bis vier Grad über den üblichen Werten. Daten meteorologischer Messstationen belegen, dass sich beispielsweise die Berliner in den 1950er-Jahren noch über 60 Tage mit Schnee im Winter freuen konnten, jetzt sind es im Schnitt nur noch 20 Tage. Möglicherweise ist hierfür der Klimawandel verantwortlich.

Der Umgang mit dieser Situation und die Maßnahmen zur Vermeidung von Pollenkontakt sind in Abschnitt 7.1 genauer dargestellt. Tägliche Pollenflug- oder Biowettervorhersagen können sich Menschen mit Asthma per SMS oder per E-Mail täglich kostenlos zusenden lassen. Einfach anmelden bei »*Asthma Fon*« (http://www.luft-zum-leben.de/?page=/lzl/pages/mein_bereich/asthma_fon/pollenflug/pollenflug.html).

Sommerurlaub. Sommer und Urlaub, das gehört zusammen. Für Sie gilt es je nach bestehender Allergie, den für Sie besten Urlaubsort zu finden. Jeder wird aber bald selbst herausfinden, welches Klima ihm am besten bekommt (siehe Abbildung 2). Andere Einzelheiten zu diesem Thema finden Sie in Abschnitt 2.17.

Baden. Baden gehört natürlich zum Sommer. Eigentlich besteht hierbei keine Gefahr für Ihr Asthma. Im Gegenteil, die Feuchtigkeit sorgt sogar für etwas Beruhigung Ihrer Atemwege. Leiden Sie neben Ihrem Asthma auch an Heuschnupfen, ist es allerdings möglich, dass in die Nase eindringendes Wasser einen Niesreiz auslöst. Ansonsten wünsche ich Ihnen viel Spaß!

Sport. Der Sommer zieht uns hinaus in die Natur, sei es zum Spazierengehen oder zu sportlicher Betätigung. Details zu den möglichen Problemen eines Asthmatikers bei körperlicher Belastung finden Sie in Abschnitt 2.11 (Asthma und Sport).

Sommergewitter. Viele Menschen empfinden ein kräftiges Sommergewitter als reinigend: Die Temperaturen sinken, die Schwüle verschwindet, und die Luft wird klarer. Aber: Besonders Sie sollten sich vor dem Gewitterregen in Acht nehmen, weil er Ihre asthmatische Beschwerden womöglich massiv verschlimmert.

Der Zusammenhang zwischen Unwettern und Asthmaanfällen wurde mehrfach beobachtet. So gab es beispielsweise 1989 in Melbourne, 1994 in London und 2000 in Kanada regelrechte Asthmaepidemien nach massiven Gewittern im Frühjahr oder Sommer. Dabei stieg innerhalb von 24 Stunden die Anzahl der Asthmapatienten in der Notaufnahme um das Fünf- bis Zehnfache an.

Wie lässt sich das erklären? Der Grund für das Auftreten von Symptomen sind verschiedene Risikofaktoren, die bei einem Gewitter zusammentreffen: Die Lufttemperatur fällt plötzlich ab, während die Luftfeuchtigkeit steigt. Der Wind wirbelt Staubpartikel, aber auch Pollen durch die Luft. Außerdem kann starker Regen die allergisch wirkenden Eiweiße aus den Pollen herausschlagen mit dem Ergebnis, dass die Allergenbelastung ansteigt. Vor allem Asthmatiker mit Gräserpollenallergie sollten sich vorsehen, da bei dieser Wetterlage viele Gräserpollen freigesetzt werden. Wie sollten Sie sich verhalten? Bleiben Sie in Ihrer Wohnung. Verzichten Sie auch auf das Lüften von Räumen mehrere Stunden nach dem Unwetter.

> **MERKE**
>
> Leiden Sie an einem Asthma gegen Gräserpollen, vermeiden Sie bei einem aufkommenden Gewitter den Aufenthalt im Freien.

Umweltfaktoren. Unsere sog. zivilisierte Welt erkauft sich ihr kultiviertes Leben u.a. mit der Umweltbelastung durch lebensfeindliche Substanzen. Die Zahl dieser »hausgemachten« Gifte sind kaum erfassbar. Für Sie als Asthmatiker ist eine dieser Situationen von besonderer Bedeutung: der Smog. Der am häufigsten anzutreffende Smogtyp tritt im Sommer auf (*»Summersmog«* oder *»Los Angeles-Smog«*). Er wird in erster Linie von den Abgasen der Kraftfahrzeuge ausgelöst, die sich bei starker Sonneneinstrahlung mit organischen Dämpfen verbinden. Die dadurch entstehenden so genannten »Fotooxidantien« sind oft stärker umweltbelastend als die eigentlichen Ausgangsstoffe der Autoabgase. Ferner geben die Stickstoffdioxide der Abgase Sauerstoff frei, der sich gemeinsam mit dem Sauerstoff der Atmosphäre zu Ozon verbindet. Ozon wiederum ist ein Atemwegsreizstoff und führt zu einer Verengung vor allem der überempfindlichen Atemwege beim Asthmatiker.

Die Gefahren erhöhter Ozonwerte in der Luft

Nach Angaben des Umweltbundesamtes kann Ozon die Lungenfunktion unter folgenden Bedingungen messbar verschlechtern:

▪ bei Schulkindern und Erwachsenen ab Ozonwerten von 160 bis 300 µg pro Kubikmeter, wenn diese regen körperlichen Aktivitäten im Freien nachgehen

▪ ab Ozonwerten von 160 µg pro Kubikmeter, wenn die Person dem Ozon sechs Stunden ausgesetzt ist und in dieser Zeit zwischen Ruhe und Anstrengung wechselt

▪ ab Ozonwerten von 240 µg pro Kubikmeter, wenn die Person dem Ozon ein bis drei Stunden ausgesetzt ist und in dieser Zeit zwischen Ruhe und Anstrengung wechselt.

Zudem entwickeln sich andere nachteilige Wirkungen:

▪ Reduzierung der körperlichen Ausdauerleistungsfähigkeit ab 240 µg pro Kubikmeter

▪ entzündliche Reaktion des Lungengewebes ab 160 µg pro Kubikmeter, wenn man dem Ozon mehr als sechs Stunden ausgesetzt ist und Phasen von Ruhe und Anstrengung abwechseln

▪ Zunahme der Häufigkeit von Asthmaanfällen bei 240 bis 300 µg pro Kubikmeter.

Wo können Sie sich über die aktuellen Ozonwerte informieren? Das Umweltbundesamt bietet rund um die Uhr deutschlandweit die aktuellen Ozonwerte und Ozonvorhersagen (z. B. im Internet unter: http://www.env-it.de/luftdaten/map.fwd?measComp=O3).

Aus den Kohlenwasserstoffabgasen entstehen außerdem Aldehyde, wie z. B. Formaldehyd und Acetaldehyd. Dabei handelt es sich, neben den ebenfalls beigemengten Peroxyacetylnitraten und Salpetersäure, um Substanzen, die einerseits zur Schädigung unserer Umwelt führen, andererseits aber auch beim Menschen Beschwerden hervorrufen. Hierzu gehören Reizungen der Augen und Schleimhäute, der Atemwege und Lungen.

In Abschnitt 2.9 wird finden Sie weitere Informationen zu diesem Thema. Hier sollen noch einmal die wichtigsten Maßnahmen zur Vermeidung von Asthmaproblemen in Frühling und Sommer zusammengefasst werden (siehe Checkliste 5).

CHECKLISTE 5

Die wichtigsten Maßnahmen zur Vermeidung von Problemen in Frühling und Sommer

☑ Machen Sie sich einen Plan, was Sie bei einem Asthmaanfall tun müssen, und gehen Sie regelmäßig zum Arzt.

☑ Finden Sie Ihre Risikofaktoren heraus (beispielsweise Rauchen, Pollen, Tierhaare), und meiden Sie diese.

☑ Nehmen Sie Ihre Medikamente regelmäßig und wie verschrieben ein – auch wenn Sie sich besser fühlen oder sehr beschäftigt sind.

☑ Behandeln Sie Ihre Symptome nicht selbst, sondern nehmen Sie nur die Medikamente ein, die Ihnen Ihr Arzt verschrieben hat.

☑ Informieren Sie sich umfassend über Asthma und seine Behandlung (beispielsweise in einer Schulung).

☑ Bleiben Sie bei Gewitter und noch einige Stunden danach nicht im Freien, und lüften Sie nicht Ihre Wohnung (Achtung: Gewitterasthma).

☑ Vermeiden Sie bei drohender Smoggefahr lange Spaziergänge (vor allem in Städten).

☑ Gehen Sie zu Ihrem Arzt, wenn Sie folgende Warnzeichen bei sich bemerken: Atemprobleme in der Nacht, Keuchen beim Atmen oder Schwierigkeiten, Alltagsaktivitäten zu erledigen.

☑ Gehen Sie auch zu Ihrem Arzt, wenn die verschriebenen Medikamente nicht mehr ausreichend wirken. Wenn Sie das Gefühl haben, mehr einnehmen zu müssen.

3.2 Wie komme ich durch Herbst und Winter?

Als Asthmatiker sollten Sie sich auf die Besonderheiten des Winters einstellen und sich anpassen. Winter ist die Zeit, in der man sich gerne in die Wärme der eigenen vier Wände zurückzieht. Herbst und Winter sind aber auch die Zeiten der Hausstaubmilben, die durch die Wärme des Hauses in Verbindung mit der bei geschlossen gehaltenen Fenstern und der oft auch erhöhten Luftfeuchtigkeit besonders frohlocken. Herbst und Winter sind schließlich auch die Jahreszeiten der Atemwegsinfektionen, der Erkältungen, der verstopften Nasen.

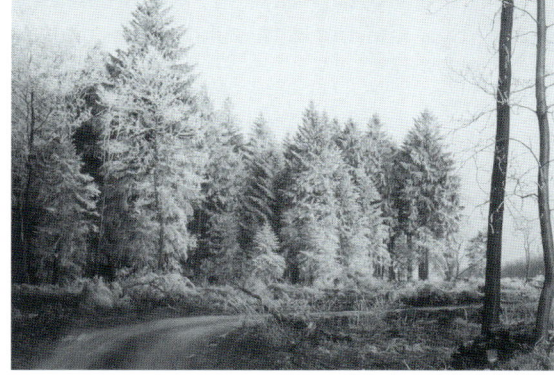

Das Wetter. Das Klima hat Einfluss auf das Befinden von Asthmatikern. Besonders die in den Wintermonaten vorherrschende kalte und trockene Luft belastet ihr empfindliches Bronchialsystem. Typisch hierfür ist die kalte, neblige Witterung, insbesondere, wenn Sie morgens aus Ihrer warmen Wohnung auf die Straße gehen oder ins kalte Auto steigen und sich auf den Weg zur Arbeit machen. Dabei kann es zu einer momentanen Verschlechterung Ihrer Atmung kommen, die Sie nicht selten zu Ihrem Rettungsspray greifen lässt. Die Ursache hierfür liegt erneut in Ihrem überempfindlichen Bronchialsystem.

Umweltfaktoren. Die Verbindung von winterlicher Kälte und Nebel mit den ungünstigen klimatischen Verhältnissen einer so genannten »Inversionswetterlage« begünstigt die Ausbildung von »Smog«. Auch wenn Smog häufiger in den warmen Sommermonaten auftritt, kann es auch im Winter zu Smog kommen (»Wintersmog«) (siehe Abschnitt 2.9). Wintersmog bevorzugt nasskalte, trübe Herbst- und Wintertage und verstärkt sich meist noch während der Nacht. Die hierbei in Erscheinung tretenden gesundheitsschädlichen Stoffe sind Schwefeldioxid, Kohlenmonoxid und rußartige Schwebepartikel (Feinstaub). Eine ganz andere Möglichkeit, diesem Problem aus dem Weg zu gehen, ist, eine industriearme Wohngegend zu wählen. Wenn das nicht möglich ist, müssen bestimmte Verhaltensmaßregeln eingehalten werden, die in den Abschnitten 2.9 und 2.10 (Asthma und Umwelt, Feinstaub) zusammengefasst sind.

Die »Herbst-« oder »Wintergrippe« (Erkältungen). Hilfe! Hilfe! Die für Sie bestimmten Viren sind bereits auf dem Weg zu uns. Wer kann sich schon den alljährlichen Grippewellen entziehen? So eine Erkältung bringt das Gleichgewicht in Ihren Atemwegen ziemlich aus dem Lot. Was also ist zu tun, um Herbst und Winter ohne zusätzliche Probleme zu überstehen?

Zwei Ansätze ergeben sich hier: die Vorsorge in Form von rechtzeitiger Impfung und konkrete Maßnahmen, wenn es Sie bereits erwischt hat.

Vorsorgemaßnahmen. Zwei Impfungen stehen zur Verfügung, die gegen die häufigsten Verursacher einer Atemwegsinfektion gerichtet sind.

▪ *Die Grippeschutzimpfung.* Die erste zu empfehlende Maßnahme ist die Impfung gegen bestimmte Infektionserreger. Die Grippeschutzimpfung wird jährlich angeboten, und die Termine hierfür werden in den regionalen Zeitungen veröffentlicht. Damit haben Sie tatsächlich eine reelle Chance, dass die Grippewelle ohne Schaden an Ihnen vorüberzieht.

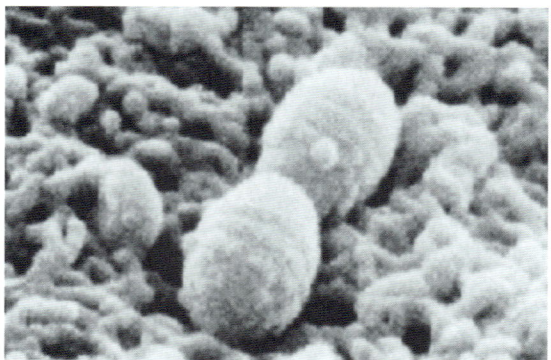

▪ *Die Pneumokokkenimpfung.* Aber auch die Impfung gegen einen der häufigsten bakteriellen Krankheitserreger der Lunge, die so genannten Pneumokokken, ist sinnvoll. Pneumokokkenimpfstoff ist jederzeit in Apotheken erhältlich, Ihr Arzt kann die Impfung sicher bei Ihnen vornehmen.

Abb. 3: Pneumokokken gehören zu den häufigsten Erregern von Atemwegsinfekten (elektronenmikroskopische Aufnahme).

Auch wenn Sie mit den Impfungen nicht alle Infektionen verhindern, können diese bei Ihnen den Unterschied zwischen Wohlbefinden und Erkrankung ausmachen. Also:

MERKE

Lassen Sie sich als Asthmatiker auf jeden Fall gegen Grippeviren und Pneumokokken impfen!

Maßnahmen bei Infektionen der Atemwege und Lunge. Wenn diese vorbeugenden Maßnahmen nicht ausreichen und Sie trotz allem an einer Bronchitis oder Grippe erkranken, sind folgende zwei Maßnahmen zu erwägen:

1. Färbt sich der Auswurf »grün« oder »gelb«, ist bei Ihnen die Einnahme von Antibiotika angezeigt. Es wäre grundsätzlich anzuraten, ein Breitbandantibiotikum zu Hause vorrätig zu haben, da eine Infektion am Wochenende beginnen kann bzw. Ihr Hausarzt eventuell nicht zu erreichen ist. Besprechen Sie diesen Sachverhalt ruhig mit Ihrem Hausarzt, und lassen Sie sich für den Fall der Fälle vorsorglich eine Packung verschreiben.

2. Ist der Infekt schwer und verursacht erhebliche asthmatische Beschwerden, scheuen Sie sich nicht, für einen begrenzten Zeitraum (zum Beispiel fünf Tage) Kortisontabletten einzunehmen, etwa 20 mg pro Tag. Ein solcher kurzer Behandlungszyklus hat keinerlei Nebenwirkungen, und ein Ausschleichen des Medikaments (das ist eine langsam verringerte Kortisonmenge pro Tag, um den Körper daran zu gewöhnen) ist nicht erforderlich. Um auch hier für alle Eventualitäten gerüstet zu sein, ist es wie bei dem Antibiotikum sinnvoll, sich zu Hause einen kleinen Vorrat anzulegen. Bitten Sie also Ihren Hausarzt, Ihnen neben dem Antibiotikum eine kleine Packung von Kortisontabletten zu verschreiben. Damit sind sie dann für alle Eventualitäten gerüstet.

> **MERKE**
>
> Legen Sie sich für den Fall der Fälle einen kleinen Vorrat, bestehend aus einer Packung eines Antibiotikum und fünf Kortisontabletten (Stärke: 20 mg), an!

Urlaub. Urlaub im Winter? Warum nicht! Insbesondere, wenn hierdurch den deutschen Wetterkapriolen zumindest für einige Zeit entgangen werden kann und der Gesundheit eine Pause gegönnt wird. Welcher Urlaubsort (warm oder kalt) für Sie am besten ist, lässt sich nicht generell sagen, da jeder Asthmatiker auf seine Umgebung anders reagiert. Einige Patienten bessern sich deutlich im Wüstenklima (z. B. in Kurorten in Ägypten oder Tunesien), während andere eher von einer feuchtwarmen Umgebung an Küstengebieten profitieren und wieder andere sich besonders in Hochgebirgsregionen wohl fühlen. Weitere Einzelheiten zum Urlaub und zur Auswahl des Urlaubsortes finden Sie in den Abschnitten 2.17 und 2.18.

Tab. 2: Gegenüberstellung der Eigenschaften verschiedener Klimaregionen für die Wahl des günstigsten Urlaubsortes

Hochgebirgsklima	Trockenes Wüstenklima	Küstenklima
kalt und windig, trocken	warm bis heiß, trocken	windig, feucht
kaum Pollen/ Pollenflugzeit verkürzt	kaum Pollen	wenig Pollen
keine Schimmelpilze	keine Schimmelpilze	Schimmelpilze vorhanden
keine Hausstaubmilben (über 1500 Meter)	keine Hausstaubmilben	Hausstaubmilben vorhanden
kein Smog	kein Smog	kein Smog
kein Staub	viel Staub/Sand	Staub/Sand möglich

Tatsächlich finden sich einige Unterschiede zwischen den einzelnen Klimaregionen. Im Hochgebirge beispielsweise gibt es weniger Staub und Pollen mit verkürzter und verspätet auftretender Pollenflugzeit im Vergleich zum Flachland. Oberhalb von 1500 Metern kommen Hausstaubmilben praktisch nicht mehr vor, ebenso wenig wie Bakterien und Schimmelpilze. Schließlich fehlen hier Inversionswetterlagen bzw. Smog.

Vergleichbar mit der Situation im Hochgebirge, ist auch an den Küsten die Schadstoffbelastung generell reduziert, und der Pollenflug vor allem bei kräftigem Seewind vermindert. Unverändert finden sich allerdings Schimmelpilze und Hausstaubmilben, sodass eine bestehenden Allergie gegenüber diesen Allergenen auch bei einem Aufenthalt am Meer berücksichtigt werden muss.

4 Wie wird Asthma diagnostiziert?

Die Diagnose einer Allergie bzw. eines Asthmas gleicht durchaus einer Detektivarbeit: Der Verdächtige stellt sich oft als unschuldig heraus. Umgekehrt werden ursprünglich Unverdächtige schließlich überführt. Oder: Er hat noch einen Komplizen, der erst aufgespürt werden muss. Da kann sich die Diagnosefindung gelegentlich auch etwas hinziehen. Geben Sie also nicht gleich auf, und haben Sie etwas Geduld mit Ihrem Arzt. Übrigens: Patient kommt vom Lateinischen patiens auch: »geduldig, ausdauernd«. Interessant, nicht?!

Nicht jeder auffällige Befund bedeutet, dass tatsächlich eine Allergie vorliegt. Auch bei nicht jeder Atemwegsverengung muss es sich um ein Asthma handeln. Die Auswertung der Testbefunde und die Diagnose müssen deshalb durch einen erfahrenen Lungenfacharzt oder Allergologen erfolgen, und die einzelnen Befunde müssen mit Bedacht gleichsam zu einem Puzzle vom Arzt zusammengelegt werden, um zur richtigen Diagnose zu gelangen.

Die Diagnose eines Asthma bronchiale beruht im Wesentlichen auf fünf Puzzlesteinen, nämlich
- dem Gespräch (Krankengeschichte oder Anamnese),
- dem körperlichen Untersuchungsbefund,
- den Laboruntersuchungen,
- den Provokationstests und
- der Lungenfunktionsprüfung.

Nur der erfahrene Arzt weiß, welche Puzzlestücke er benötigt, um das komplette Puzzle zusammenlegen zu können. Im nächsten Abschnitt soll unter anderem näher auf das Diagnosepuzzle eingegangen werden.

5 Was man alles beim Arzt erleben kann

Was macht der Arzt heute mit mir? Diese Frage haben Sie sich auf dem Weg zu Praxis oder Klinik sicher schon häufig gestellt. Wird mir Blut abgenommen? Komme ich wieder in den Kasten, und muss in den Schlauch blasen? Und sagt mir der Arzt am Ende, was ich habe? Hoffentlich kann er mir bei den neu aufgetretenen Beschwerden helfen.

Also Grund genug zu fragen, was sich hinter den verschiedenen Untersuchungen eigentlich verbirgt. Grund genug darzustellen, warum bestimmte Untersuchungen durchgeführt werden. Auch Grund genug zu erklären, was die Untersuchungen eigentlich zeigen. Und nicht zuletzt Grund genug, begreiflich zu machen, was im Kopf eines Arztes auf dem Weg zu einer Diagnose alles so herumgeht.

5.1 Das Wartezimmer

Sie kommen pünktlich zum vereinbarten Termin. Nun sitzen Sie im Wartezimmer und warten darauf, dass Sie den Arzt sprechen können und es endlich losgeht. Zunächst gilt es jedoch, sich in Geduld zu üben und zu warten. Vermutlich blättern Sie in einer Zeitschrift oder Illustrierten, die Sie sich nie selbst kaufen würden. Vielleicht haben Sie gerade eine interessante Reportage gefunden, und jetzt hoffen Sie sogar, dass es noch etwas dauert, zumindest so lange, bis Sie den Artikel durchgelesen haben. Vielleicht betrachten Sie gerade den Ihnen gegenübersitzenden Wartenden und fragen sich, was ihn hierhergeführt hat. Eigentlich sieht er doch gesund aus. Vielleicht denken Sie aber auch bereits an den nächsten Termin und beschweren sich innerlich, dass es beim Arzt immer so lange dauert, obwohl Sie doch einen Termin vereinbart hatten.

Doch dann ist es so weit! Hat doch nicht so lange gedauert wie befürchtet. Und nun sitzen Sie vor Ihrem Arzt und alles, was Sie im Wartezimmer gelesen und gedacht haben, ist wie weggeblasen.

5.2 Das 1. Puzzlestück: das Gespräch (Krankengeschichte oder Anamnese)

Das Gespräch mit dem Arzt steht am Anfang jeder Untersuchung. Das kommt nicht von ungefähr. Dem Gespräch kommt eine zentrale, wenn nicht sogar die zentrale Bedeutung zu. Das gilt insbesondere dann, wenn Sie das erste Mal bei einem Arzt sind. Richtig befragt und möglichst genau beantwortet, kann der Arzt aus den Informationen nicht selten bereits die Diagnose stellen. Zumindest aber bekommt er eine ungefähre Idee, in welche Richtung er weitere Untersuchungen durchführen muss, um die Diagnose zu sichern.

Im Rahmen dieses Gespräches versucht der Arzt, sich von Ihrer Krankheit und den jetzigen Beschwerden ein erstes Bild zu machen. Dieses Gespräch wird auch als »Anamnese« bezeichnet. Das Wort stammt aus dem Griechischen (αναμνεσισ) und bedeutet so viel wie »Erinnerung«. Im Rahmen der Anamnese sollen Sie sich an Ihre Beschwerden und alles, was damit zusammenhängt, erinnern. So erhält der Arzt durch das Gespräch z. B. Hinweise dafür, welche Allergene als Ursache für Ihre Beschwerden in Frage kommen und welche nicht. Oder auch, ob es nicht allergische Ursachen gibt, die sich mit den Beschwerden überlagern. Das Gespräch bzw. die Anamnese bildet

---

Ihre Krankengeschichte (Anamnese) – die 10 wichtigsten Punkte

Die Anamnese – die Punkte, die angesprochen werden müssen

- Ihre aktuelle Krankengeschichte oder Beschwerden
- Ihre Kinderkrankheiten einschl. der Folgen
- Ihre Vorerkrankungen (Herz? Lunge?, Niere?)
- Hatten Sie eine Operation? Wenn ja, welche und warum?
- Mögliche Erkrankungen innerhalb Ihrer Familie (Allergien? Asthma? Bei Eltern oder Kindern?)
- Mögliche berufliche Belastungen (die so genannte »Berufsanamnese«)?
- Umgang mit Schadstoffen usw. außerhalb Ihres Berufes (Hobbys)
- Die von Ihnen regelmäßig eingenommenen Medikamente
- Ihre Ess- und Trinkgewohnheiten (1 Flasche Bier pro Tag? oder mehr?)
- Haben Sie geraucht oder rauchen Sie noch? (Seit wie vielen Jahren und wie viele Zigaretten pro Tag?)

das erste Stück in einem Diagnosepuzzle, das der Arzt nach und nach zusammenfügt.

Es macht durchaus Sinn, wenn Sie sich vor dem Gespräch mit Ihrem Arzt diese Punkte ansehen und sich hierzu schon die Antworten überlegen. In Ruhe zu Hause fällt Ihnen sicher mehr ein, oder Sie können in älteren Unterlagen nachsehen.

Um dem Arzt die bestmögliche Ausgangsbasis zu schaffen, gibt es noch folgenden Tipp:

> **TIPP**
>
> Nehmen Sie ALLE Unterlagen (Arztberichte, Röntgenbilder, Liste der von Ihnen eingenommenen Medikamente und andere Befunde), sofern Sie Ihnen vorliegen, gleich mit, und zwar unabhängig davon, ob Sie einen Zusammenhang mit Ihren aktuellen Beschwerden sehen oder nicht. Das spart nicht nur Zeit für Sie und den Arzt, sondern vermeidet auch unnötige Doppeluntersuchungen.

Da es auch vorkommen kann, dass Sie vor dem Arzt sitzen und dabei das vergessen, was Sie unbedingt erzählen sollten oder fragen wollten, noch ein weiterer Tipp:

> **TIPP**
>
> Bereiten Sie einen kleinen Spickzettel vor, auf dem Sie alle Punkte oder Fragen vermerkt haben, die Ihnen wichtig erscheinen.

Der Arzt weiß gut, dass sich Patienten während des Arztgespräches nicht an alles, was wichtig wäre, erinnern. Daher geben manche Ärzte Ihnen einen Fragebogen mit nach Hause, damit Sie diesen in Ruhe ausfüllen können. Hierbei kann auch ein Blick in ein Allergietagebuch, worin hoffentlich das Wann und Wie allergischer Vorkommnisse notiert sind, helfen. Dazu später mehr (siehe Seite 161).

Bei Verdacht auf eine allergische Erkrankung einschließlich Asthma gibt es einige spezielle Informationen, die der Arzt mit Hilfe der Anamnese und des Fragebogens erfahren möchte:

- Häufigkeit, Orte und Zeit Ihrer Beschwerden (Wie oft? Wo? und Wann?)
- Die Krankheitsgeschichte der Familie (wer von den Verwandten ist oder war auch allergisch?)
- Wie sieht Ihr Leben im Beruf und in der Freizeit aus (Kontakt mit Schadstoffen usw.)?
- In welcher Umgebung leben Sie? (Wohnung, Haus, Garten, Stadtteil?)
- Rauchen Sie? (Nicht schummeln, ehrlich sein!)
- Ihr allgemeiner Gesundheitszustand (Sind Sie oder waren Sie in Behandlung eines anderen Arztes?)
- Nehmen Sie Medikamente und Berichte usw. mit.

Damit ermöglichen Sie es dem Arzt, sich einen Gesamteindruck von Ihrem Gesundheitszustand zu machen. Das wiederum kann für die Diagnosefindung Ihrer gegenwärtigen Beschwerden von großer Bedeutung sein, auch wenn das auf den ersten Blick gar nicht so ersichtlich ist.

Für die Diagnose eines Asthmas sind für den Arzt folgende Informationen nützlich, über die Sie sich schon einmal selbst Gedanken machen können, noch bevor Sie Ihren Lungenspezialisten sehen.

- Angaben zu Ihren allgemeinen Lebensbedingungen (Wohnbedingungen, Feuchtigkeit, Feuchtstellen, Pilzbefall usw.)
- Angaben zu wohnbaulichen Gegebenheiten (Pflanzen, Stoffausstattung der Möbel, Teppichböden usw.)
- Angaben zu Ihren Lebensgewohnheiten zu Hause (Haltung von Haustieren, Umgang mit bestimmten Materialien)
- Angaben zum beruflichen Umfeld (Umgang mit bestimmten industriellen Substanzen).

Dabei interessiert stets auch, ob in einer bestimmten Umgebung (zu Hause, in einem bestimmten Raum, am Arbeitsplatz, in der Garage usw.) gehäuft oder stärkere Beschwerden auftreten. Sind Sie sich nicht sicher, ob Sie an einem bestimmten Ort mehr Beschwerden haben oder nicht, besteht die Möglichkeit, diesen Sachverhalt mit Hilfe eines Peak-Flow-Meters (siehe Abschnitt 10.3) zu objektivieren. Hierdurch lassen sich in der Umgebung vorkommende Allergene durch die abnehmende Atemwegsweite (Rückgang des PEF-Wertes) feststellen.

Dann wird sich Ihr Arzt mit den eigentlichen Beschwerden beschäftigen, die Sie veranlasst haben, ihn aufzusuchen. Und er wird sich durch gezielte

Fragen ein Bild von der gegenwärtigen Aktivität Ihrer Erkrankung machen. Auch Sie können sich selbst diese Fragen stellen.

Die wichtigsten Fragen zur Ermittlung der Krankheitsaktivität Ihres Asthmas

1. Wie häufig benötigen Sie einen Notarzt pro Monat?
2. Wie häufig besuchen Sie Ihren Hausarzt wegen Lungenbeschwerden?
3. Wie viele Atemnotanfälle treten bei Ihnen pro Tag auf?
4. Wie viele Hustenanfälle erleben Sie pro Tag?
5. In wie vielen Nächten pro Woche wachen Sie wegen Husten oder Luftnot auf und können nicht durchschlafen?
6. Wie viel Krankhausaufenthalte haben Sie wegen Husten oder Luftnot pro Jahr?
7. Wie viele Arbeits- bzw. Schultage fehlen Sie wegen Atembeschwerden pro Jahr?
8. Wie viele Treppenstufen können Sie steigen, ohne Atemnot zu verspüren?
9. Wie lange (Stunden, Minuten) können Sie spazieren gehen, bevor Sie wegen Atemnot oder Husten stehen bleiben müssen?
10. Können Sie ohne Probleme (Husten, Atemnot) selbst einkaufen gehen?
11. Haben Sie Atemnot beim Ankleiden?
12. Haben Sie Atemnot beim Zähneputzen?

5.3 Das 2. Puzzlestück: die »körperliche Untersuchung«

Bei der körperlichen Untersuchung macht sich der Arzt ein Bild von Ihrem Körper und Ihren Organen. Er versucht, bestimmte Hinweise zu entdecken, um daraus diagnostische Hinweise für eine mögliche allergische Erkrankung abzuleiten. Für Allergien und Asthma sind das zunächst z. B. eine Rötung der Bindehaut *(Conjunctivits allergica)*, eine Nasenentzündung *(Rhinitis allergica)*, das Giemen bzw. Brummen *(Asthma bronchiale)* oder Hautekzem *(atopische Dermatitis)*. Bei Atemwegsverengung vernimmt man ein Pfeifen entweder bei tiefen oder bei schnellen Atemzügen mit geöffnetem Mund. Diese Geräusche lassen sich beim Abhören mit dem Stethoskop viel lauter und deshalb genauer wahrnehmen.

Die körperliche Untersuchung bietet aber auch wertvolle Hinweise zur Abgrenzung eines Asthma bronchiale von anderen Atemwegserkrankungen. Die Form des Brustkorbes, das Atemgeräusch, ein besonderer »Klopfschall« und ein »Hautvenenkranz« (Sahli'scher Venenkranz) unterhalb der Rippen geben z. B. Hinweise auf das Vorliegen einer chronischobstruktiven Bronchitis mit Emphysem.

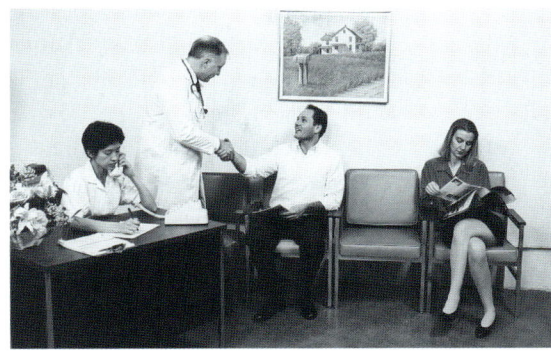

Wenn das Gespräch oder die Erhebung der Anamnese abgeschlossen und die körperliche Untersuchung durchgeführt ist, werden gezielte Untersuchungen erforderlich. Hiermit wird der Arzt versuchen, die während des Gesprächs erhobenen Verdachtsdiagnose zu prüfen bzw. zu sichern.

Das 2. Puzzlestück: der Hauttest

Beim Hauttest bringt man eine kleine Menge gereinigter Allergenextrakte in einer bestimmten Konzentration auf oder in die Haut, normalerweise an den Unterarminnenseiten oder am Rücken. Die Hautreaktion (Quaddel und Rötung) wird nach etwa 20 Minuten abgelesen, die Stärke nach der Größe der Hauterscheinung beurteilt.

Der Hauttest – wie funktioniert das?

Der Hauttest – wie funktioniert das?

Das Prinzip der Hauttests beruht auf einer »kontrollierten« Reizung oder »Provokation« der Haut mit den in Frage kommenden Allergenen, die durch bestimmte Techniken mit Immunzellen Ihrer Haut in Kontakt gebracht werden. Sofern Sie auf diese Substanz allergisch sind, reagieren Sie dann mit dem jeweils verwendeten Allergen. Sind Sie es nicht, bleibt die Reaktion aus. Bei den Testverfahren verwendet man die Allergene nur in hoher Verdünnung, um nicht eine überschießende örtliche Reaktion der Atemwege oder sogar eine Reaktion des ganzen Körpers auszulösen. Wenn Sie auf eine Substanz reagieren, kann es aber nicht nur nach ein paar Minuten, sondern auch noch einige Stunden nach der Testung oder sogar noch am nächsten Tag an der Stelle ziemlich jucken. Das ist normal. Hierbei spricht man von der sog. allergischen Spätreaktion.

Die drei bekanntesten Provokationsmethoden zur Diagnose allergischer Erkrankungen sind:

▌**Prick-Test:** Dabei wird ein Tropfen eines gereinigten Allergens auf die Haut gebracht und diese dann mit einer Nadel oder Kanüle angeritzt. Durch die winzige Öffnung der Haut gelangt das Allergen unter die Hautoberfläche und wird dort von örtlichen Immunzellen erkannt. Besteht bei Ihnen eine Empfindlichkeit gegenüber dem so ausgetesteten Allergen, kommt es oberhalb der Stelle zu einer Rötung und Schwellung.

▌**Scratch-Test:** Der Arzt ritzt die Haut mit einer Lanzette an der Teststelle leicht auf und gibt erst dann einen Tropfen der Allergenlösung darauf. Durch die kleine Verletzung der Haut gelangt das aufgetropfte Allergen in die unteren Schichten der Haut, wo Immunzellen nun auf das Allergen ansprechen und ihre Entzündungsfaktoren ausschütten, sofern Sie allergisch sind.

▌**Intrakutan-Test:** Das Allergen wird bei diesem Test mit einer dünnen Injektionsspritze in die Haut gespritzt. Über die Nadel gelangt das zu testende Allergen direkt in Kontakt mit den Immunzellen unter der Haut.

Darüber hinaus werden noch zwei andere Tests von Spezialisten für ganz bestimmte Fragestellungen, auch bei Verdacht auf Allergie oder bei anderen, nicht asthmatischen Erkrankungen eingesetzt (Patch-Test und Reibetest).

5.4 Das 3. Puzzlestück: die Blutuntersuchung

Es ist bereits oben angeklungen, dass bestimmte Zellen und bestimmte lösliche Substanzen beim Asthma eine Rolle spielen. Entsprechend lassen sich diese auch im Labor in höherer Konzentration oder erhöhter Zahl im Blut nachweisen. Das gilt zunächst einmal für die sog. »eosinophilen Granulozyten«, eine Untergruppe der weißen Blutkörperchen. Ebenso gilt dies für das »Immunglobulin E« (Abkürzung: IgE), das die Anlagerung von Allergen (Pollen, Hausstaubmilben usw.) an Mastzellen und andere Zellen, vergleichbar einem Staubfänger, erst ermöglicht. Auch diese Laborparameter können ein Asthma nicht beweisen, sie sind aber, zusammen mit den anderen Stücken, ein weiteres Teil des Diagnosepuzzles, das Ihr Arzt zusammenlegt, um zur richtigen Diagnose zu kommen.

Bestimmte Laborparameter können auch Hinweise auf andere Erkrankungen liefern, die zwar dem Asthma ähnliche Symptome hervorrufen, aber kein Asthma sind. Hierzu gehören Hinweise auf Herzerkrankungen, Lebererkrankungen und die chronische Bronchitis mit genetisch ausgelöstem Emphysem.

Die häufigste Blutuntersuchung bei der Allergie ist die Bestimmung entweder des Gesamtgehaltes des Blutes an dem genannten Immunglobulin E (IgE) oder der Spiegel einzelner IgE-Antikörper im Blut, die nur auf ein ganz bestimmtes Allergen reagieren (Fachausdruck: spezifisches IgE). Das Gesamt-IgE setzt sich aus vielen einzelnen, auf verschiedene Allergene gerichteten IgEs zusammen. Beim IgE handelt es sich um ein großes Eiweißmolekül, das bei der Vermittlung der allergischen Reaktion eine große Rolle spielt. So verbindet es das Allergen mit der Immunzelle (Fachausdruck: Mastzelle).

Die Bestimmung des gegen das Allergen gerichteten Eiweißes (der spezifische IgE-Antikörper) macht es möglich, die Allergene, gegen die sie gerichtet sind und die aus unserer Umwelt stammen (siehe Kapitel 6), zu erkennen, ohne dass Sie sich dem direkten, oft unangenehmen Kontakt mit dem Allergen aussetzen müssen. Trotzdem ist die Messung der Antikörper für sich alleine genommen nicht ausreichend, die Diagnose einer Allergie mit Sicherheit zu stellen. Die Blutbestimmung bildet vielmehr nur einen Teil des Ganzen oder ein weiteres Puzzlestück, das erst mit den anderen Stücken zusammengesetzt zur richtigen Diagnose führt.

Zur IgE-Testung braucht man nur ein wenig Blut, das wie gewohnt einer Armvene entnommen wird. Übrigens ist es auch in diesem Fall nicht notwendig, dass Sie nüchtern zur Blutentnahme kommen. Ausgewertet wird die Blutprobe, indem man das Patientenserum auf kleine Papierschnipsel bringt, die jeweils bestimmte Allergene enthalten. Befinden sich in Ihrem Blut die spezifischen Antikörper (IgE), vernetzen sich diese Eiweiße mit dem jeweils passenden Allergen, was meist durch eine spezielle Farbreaktion angezeigt wird. Dieser Vorgang wird mit empfindlichen Geräten gemessen und auch die Stärke der Antikörper-Allergen-Reaktion registriert. Sie ist ein Maß für die Empfindlichkeit des Patienten gegenüber dem Allergen, aber nicht unbedingt auch ein Maß dafür, wie empfindlich Ihr Körper auf das Allergen reagiert.

Die Entzündungszellen beim Asthma – die Mastzelle

Mastzellen

Mastzellen lassen sich in allen Körpergeweben nachweisen. Es handelt sich um große einkernige Zellen, die große runde Säckchen enthalten. Darin werden Stoffe gespeichert, die bei der Entzündung freigesetzt werden und die Beschwerden verursachen. Die bekanntesten hiervon sind das »Histamin« und die »Leukotriene«. Als Zelle, die sich gewissermaßen direkt am Ort des Allergenkontaktes aufhält, spielt die Mastzelle bei der Entwicklung der allergischen Frühreaktion eine wesentliche Rolle, die sich bereits wenige Minuten nach dem Kontakt mit einem Allergen entwickelt. Mastzellen tragen IgE auf ihrer Zelloberfläche, das wiederum das vorbeiziehende Allergen erkennt und es auf diese Weise mit der Mastzelle verbindet. Hierdurch wird die Zelle in Aktion versetzt (»aktiviert«) und setzt Histamin und andere Entzündungsfaktoren in das umliegende Gewebe frei. Folgen sind eine Rötung, Überwärmung, Schwellung und ein Juckreiz im betroffenen Hautareal. Ist die Lunge betroffen, kommt es zur Atemnot.

Neben dem IgE gibt es noch eine andere Untersuchung, die gelegentlich sinnvoll ist. Dabei handelt es sich um eine Untersuchung des Blutbildes oder der einzelnen Blutzellen. Im Vordergrund der Veränderungen steht eine grenzwertig normale bis hohe Zahl eines bestimmten Typs eines weißen Blutkörperchens, den so genannten Eosinophilen. Diese ist allerdings nicht sehr verlässlich und schwankt von Tag zu Tag und von Patient zu Patient. Normale bis niedrige Werte schließen daher das Vorliegen einer Allergie nicht aus. Hier bietet der Nachweis von Eosinophilen im Sputum (Speichel) einen verlässlicheren Parameter, der gelegentlich bei der Abgrenzung anderer chronischer Atemwegserkrankungen (chronisch-obstruktive Bronchitis, Lungenfibrose) nützlich sein kann. Für eine Beurteilung der Eosinophilenzahl im Blut oder Sputum muss auch eine kurz zurückliegende (bis zu 5 Tagen) oder eine bestehende Kortikosteroidbehandlung berücksichtigt werden, da Kortison die Zellen aus dem Blut und den Atemwegen vertreibt.

Daneben gibt es noch allgemeine Laborparameter, die über die Entzündungsaktivität des Körpers informieren. Die Entzündung steht bei der Diagnostik allergischer Erkrankungen im Hintergrund. Entzündungsparameter (BSG, CRP, Elektrophorese, Fibrinogen u. a.) sind zur Erfassung entzündlicher Verhältnisse des Körpers, z. B. im Rahmen einer Lungenentzündung (Fachausdruck: Pneumonie) oder anderer Infekte, sinnvoll.

Die Entzündungszellen beim Asthma – der Eosinophile

Eosinophile

Wie bei der Mastzelle handelt es sich beim Eosinophilen (voller Name: eosinophiler Granulozyt) um eine an der Entstehung der Allergie oder des Asthmas beteiligte Zelle. Sie ist im gesunden Gewebe praktisch nicht zu finden und wird erst nach Allergenkontakt in das betroffene Organ gerufen. Der Eosinophile ist eine streitsüchtige Zelle, die durch die von ihr freigesetzten Substanzen umgebendes Gewebe schädigen kann. Immerhin ist ihre ursprüngliche Hauptaufgabe bei der Zerstörung von Parasiten zu suchen, was in unseren Breiten jedoch nur noch selten erforderlich ist. Bei Allergien wird unserer Immunsystem an der Nase herumgeführt, da es das Allergen (Pollen usw.) fälschlicherweise für einen Parasiten hält. Die zerstörerische Funktion übt die Zelle nun beim Asthma an unseren Atemwegen aus, wo sie z. B. das die Oberfläche auskleidende Gewebe zerstört.

5.5 Das 4. Puzzlestück: die Lungenfunktionsmessung

Die Lungenfunktionsmessungen schließen als Überbegriff verschiedene Methoden ein. Hierzu gehört die Messung der Lungenvolumen und Luftflüsse durch die Atemwege (Ganzkörperplethysmographie), die Blutgasuntersuchung und die Gasaustauschmessung (Diffusionskapazität). Schließlich lassen sich diese normalerweise in Ruhe durchgeführten Untersuchungen auch unter oder nach Belastung durchführen, um weitere Informationen zu erhalten.

Die Untersuchung im »Kasten« oder »Ganzkörperplethysmographie«

Die Prüfung der Lungenfunktion ist ein weiteres wichtiges Puzzlestück auf dem Weg zur Diagnose eines Asthmas. Als einfachste Form der Lungenfunktionsmessung haben Sie bereits das PEF-Meter kennen gelernt, mit dem man den zeitlichen Verlauf der Atemwegsverengung durch die morgendliche und abendliche Messung leicht ermitteln kann. Die PEF-Wert-Bestimmung ist aber nur dann sinnvoll, wenn die Diagnose schon bekannt ist. Für die Diagnosestellung bedarf es feinerer Methoden, die gleichzeitig verschiedene Parameter bestimmen und mit denen die entsprechenden Schlüsse gezogen werden können.

Während die Messung des PEF-Wertes in der Praxis bzw. zu Hause durchführbar ist, erfordert die zur Sicherung der Diagnose notwendige Lungenfunktionsuntersuchung entsprechend ausgerüstete Spezialpraxen oder Kliniken. Hierbei werden bestimmte, genau festgelegte Lungenvolumen und Luftflüsse gemessen, mit denen sich Ihre Lungenfunktion recht gut in Zahlen fassen lässt. Dieser Test wird in einer abgeschlossenen »gläsernen« Kammer mit verschiedenen Atemmanövern durchgeführt.

Blutgasuntersuchung

Die Bestimmung des Sauerstoff- und Kohlendioxidgehaltes und noch ein paar anderer Werte in Ihrem Blut dient dazu, sich davon zu überzeugen, dass der Gasaustausch in Ihrer Lunge nicht beeinträchtigt ist. Am unkompliziertesten ist es, in der Praxis Ihr Ohr mit einem blutgefäßerweiternden Mittel einzureiben und mit einem dünnen Glasröhrchen (Kapillare) nach zehn Minuten geringste Mengen Blut zu gewinnen. Bei einem Asthmaanfall oder in besonderen Situationen (wie z. B. während der Geburt) geben sie jedoch wichtige Informationen.

Gasaustauschmessung (Diffusionskapazität)

Die hierzu durchgeführte Messung heißt im Fachjargon »Diffusionskapazität«. Sie dient insbesondere dem Ausschluss anderer Erkrankungen, bei denen die Bestimmung des in den Lungenbläschen stattfindenden Gasaustausches von Bedeutung ist. Nehmen wir z. B. die durch Rauchen ausgelöste chronisch-obstruktive Bronchitis mit Emphysem. Sie gehört zu den Krankheiten, die vom Asthma abgegrenzt werden müssen. Bei dieser Erkrankung platzen die Lungenbläschen (auch *Alveolen* genannt) im Laufe der Zeit, sodass das Gewebe, an dem der Austausch von Sauerstoff ins Blut erfolgt, allmählich zugrunde geht. Dadurch kommt es zur Einschränkung des Gasaustausches. Dagegen entwickeln Asthmatiker kein Emphysem, deshalb ist der Messwert normal.

Belastungstests

In Ruhe präsentiert sich unsere Lunge nicht in ihrer Höchstform. Vielmehr stellt sie gerade so viel Lungengewebe oder Gasaustauschfläche zur Verfügung, wie der Körper gerade braucht. Bestimmte Bereiche werden daher einfach »zugeklappt« und dadurch vom Sauerstoffaustausch ausgeschlossen. Auch wenn das für die Lunge bzw. Ihren Körper kein Problem darstellt, verfälscht eine solche Situation natürlich die gemessenen Werte. Das gilt insbesondere für die Blutgase und Gasaustauschmessung (siehe oben). Deshalb ist es für eine vollständige und korrekte Beurteilung der Blutgase erforderlich, Ihren Körper sportlich für einen kurzen Zeitraum zu belasten (mehrfaches Treppensteigen oder Fahrradfahren).

Außerdem kann man mit diesen Belastungsuntersuchungen herausfinden, wie stark eine Erkrankung Ihre körperliche Leistungsfähigkeit einschränkt. Das spielt für das Asthma allerdings nur eine untergeordnete Rolle, da es sich um eine Erkrankung handelt, bei der beschwerdereiche und beschwerdearme Phasen einander abwechseln.

Hier liegt auch die dritte Anwendungsmöglichkeit von Belastungsuntersuchungen. Sie kommen ja nicht ausschließlich zum Arzt, wenn es Ihnen »dreckig« geht. Vielmehr ist die Regel, dass Sie gerade in einer Phase Ihren Termin wahrnehmen, in der Ihre Lungenfunktion und die körperliche Untersuchung tatsächlich keinerlei Hinweise auf eine Atemwegsverengung zeigt. Wie Sie aus eigener Erfahrung wissen, kann sportliche Aktivität oder körperliche Anstrengung zu Asthmabeschwerden führen, entweder in Form von Atemnot oder von Husten, da die überempfindlichen Atemwege auf die beschleunigte Atmung reagieren. Genau diese Reaktion kann man aber dazu nutzen, um herauszufinden, ob bei Ihnen ein Asthma vorliegt. Hierzu müssen Sie sich noch einmal kräftig anstrengen. Dann wird sich bei einem Asthma in aller Regel auch eine Atemwegsverengung einstellen. Liegt kein Asthma vor, tut sich nichts oder zumindest nicht viel.

5.6 Die Lungenprovokationstestungen

Bei den Lungenprovokationstests handelt es sich eigentlich um die Überprüfung der Reaktion bzw. Reizbarkeit der Atemwege. Man unterscheidet zwei Arten dieser Untersuchungen: den spezifischen und den unspezifischen Lungenprovokationstest. Beide bilden eine wichtige Stütze bei der Diagnosestellung eines Asthmas.

Der unspezifische Provokationstest

Die Lungenfunktion ist bei allergischen Personen mit Asthma im beschwerdefreien Intervall nicht selten normal. Aus diesem Grund bildet der Nachweis einer »bronchialen Überempfindlichkeit« (Fachausdruck: *Bronchiale Hyperreagibilität*) eine wichtige Säule bei der Diagnostik des Asthma bronchiale. Hierzu werden bestimmte Atemwegsreizstoffe, wie z. B. Histamin, Carbachol oder Metacholin, stufenweise in ansteigender Konzentration eingeatmet. Zwischen den einzelnen Stufen erfolgt die Messung bestimmter Lungenfunktionswerte, wie z. B. die in einer Sekunde ausgeatmete Luftmenge (FEV1) und der Widerstand (R) der Atemwege. Je nachdem, ob und wie heftig Ihre Atemwege auf diese Reizstoffe reagieren, lässt sich deren Empfindlichkeit abschätzen. Verändern sich diese Werte zu stark, liegt eine Überempfindlichkeit der Atemwege vor. Diese übermäßige Reaktion spricht für das Vorliegen eines Asthmas.

Erstes Puzzlestück Das Gespräch (Krankengeschichte oder Anamnese)	**Zweites Puzzlestück** Die körperliche Untersuchung Der Hauttest
Drittes Puzzlestück Die Blutuntersuchung	**Viertes Puzzlestück** Die Lungen- funktionsmessung

Abb. 4: Diagnosepuzzle

Vor einer solchen Schlussfolgerung müssen allerdings andere Ursachen für die Überreaktion Ihrer Atemwege ausgeschlossen werden. Beispielsweise beeinflussen Atemwegsinfektionen, Medikamente und andere Faktoren die Stärke der bronchialen Überempfindlichkeit (siehe Tabelle 3). Vor einer Testung müssen also bestimmte Medikamente abgesetzt werden. Im Falle einer gerade durchlebten Bronchitis muss die Untersuchung verschoben werden.

Der spezifische Provokationstest

Wir behandelten eben die »unspezifische« Provokation mittels eines standardisierten Reizstoffes, mit dem man die Empfindlichkeit Ihrer Atemwege prüfen kann. Diese Provokationsform kann aber nicht beweisen, dass ein bestimmtes Allergen wirklich für Ihr Asthma verantwortlich ist. Um einen ursächlichen Zusammenhang zwischen dem Allergen und der Reaktion der

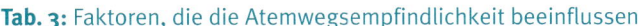

Tab. 3: Faktoren, die die Atemwegsempfindlichkeit beeinflussen

Verstärkend	Abschwächend
Grippe oder eine Bronchitis (z. B. durch Virus- oder Bakterieninfektionen	Allergenvermeidung
Rauch und Staubpartikel	Atemwegserweiternde Tabletten (z. B. Theophyllin)
Blutdrucksenker (z. B. Alpha-Sympathomimetika)	Atemwegserweiternde Inhalationsmedikamente (z. B. Beta-2-Sympathomimetika)
Blutdrucksenker und Herz-medikamente (z. B. ACE-Hemmer, Betablocker)	Antiallergische Medikamente gegen Heuschnupfen (Antihistaminika)
	Antientzündliche Medikamente (z. B. Kortison, Nedocromil oder Cromoglycinsäure)

Atemwege unzweideutig nachzuweisen, muss eine so genannte »spezifische« Provokation Ihrer Atemwege durchgeführt werden. Dabei handelt es sich um nichts anderes, als dass Ihnen ein für Ihre asthmatischen Beschwerden vermutlich verantwortliches Allergen zur Inhalation verabreicht wird.

Auch hierbei werden kleinste Mengen des vermuteten Allergens schrittweise in stärkeren Portionen inhaliert, bis sich eine eindeutige Atemwegsverengung nachweisen lässt. Eine mögliche Atemwegsverengung wird zwischen jeder Stufe mit Hilfe der Lungenfunktion gemessen.

Dieser spezifische Provokationstest darf nur in darauf spezialisierten Zentren oder Krankenhäusern durchgeführt werden, weil er für einen Asthmatiker nicht ganz risikofrei ist (Gefahr eines Asthmaanfalls oder eines lebensbedrohlichen »anaphylaktischen« Schocks). Auch setzt die Auswertung eine gewisse Erfahrung mit dem Test voraus.

Der Provokationstest mit dem vermuteten Allergen ist allerdings nicht immer erforderlich. In den meisten Fällen lässt sich bereits ohne dieses letzte Puzzlestück das Gesamtbild auf dem Puzzle erkennen. Der spezifische Provokationstest wird daher im Allgemeinen nur dann durchgeführt, wenn es zwischen den angegebenen Beschwerden, den Hauttests und der Bestimmung spezifischer Antikörper nicht zu erklärende Unstimmigkeiten gibt.

Bei fortbestehenden Zweifeln oder wenn ein Gutachten über Ihre Erkrankung erstellt werden soll, kann eine solche Provokation allerdings einmal hilfreich sein.

Der bronchiale Provokationstest – wie funktioniert das?

Der »Atemwegsprovokationstest« – wie funktioniert das?

Bei einem Patienten besteht der Verdacht auf das Vorliegen eines Asthma bronchiale. Allerdings führen alle Untersuchungen zu keiner sicheren Diagnose. Dann bedarf es einer Maßnahme, bei der das Organ (in diesem Falle die Lunge bzw. Atemwege) mit dem verdächtigen Allergen zusammengeführt wird. Hierzu lässt man den Patienten mittels eines Zerstäubers ein Allergen in allmählich steigenden Mengen einatmen. Zwischen jedem Schritt wird mittels Lungenfunktion oder PEF-Meter das Auftreten einer Atemwegsverengung überprüft. Kommt es zur Atemwegsverengung, kennt man den Auslöser.

5.7 Andere Untersuchungen

Mit den oben genannten Puzzlestücken lässt sich in der Regel die Diagnose eines Asthmas unzweideutig stellen. Passen die Ergebnisse der Untersuchungen jedoch nicht zu einem Asthma, gilt es, eine andere Ursache Ihrer Beschwerden zu erkennen. In diesem Fall werden dann weitere Methoden erforderlich, von denen hier nur die zwei häufigsten genannt werden sollen.

Die Röntgenaufnahme oder die Computertomographie der Lunge

Mit Hilfe der klassischen Röntgenaufnahme der Lunge kann man nicht direkt die Diagnose eines Asthmas stellen. Die Verengung der Atemwege lässt sich nämlich nicht ohne weiteres erkennen. Gelegentlich sieht man eine Überblähung, deren Ursache jedoch vielfältig sein kann. Die Röntgenaufnahme dient in erster Linie dazu, eine mögliche andere Ursache Ihrer Beschwerden auszuschließen.

Elektrokardiogramm (EKG)

Das Elektrokardiogramm oder EKG bietet ebenfalls keine zusätzlichen Informationen für die Diagnose eines Asthmas. Ist allerdings die Diagnose nicht bekannt, kann das EKG bei bestimmten Beschwerden, wie z. B. Druckgefühl über der Brust oder Luftnot helfen, bestimmte Herzerkrankungen oder seltener einen Lungengefäßverschluss zu bestätigen oder auszuschließen.

6 Asthma – was passiert denn da?

Nachdem wir uns mit den Grundlagen der Diagnostik und des Asthmas auseinander gesetzt haben, ist es an der Zeit, sich darüber klar zu werden, was dem Asthma eigentlich zugrunde liegt und was in Ihren Atemwegen geschieht. Wie weiter unten noch deutlich wird, ist für Sie das Verständnis der Grundlagen und der Möglichkeiten bei der Behandlung des Asthmas von großer Bedeutung. Erst dadurch werden Sie in die Lage versetzt, auf Änderungen der Krankheitsaktivität angemessen zu reagieren.

6.1 Was ist Asthma? oder »Womit schlagen Sie sich eigentlich herum?«

Zunächst ein paar Begriffsbestimmungen

Asthma ist ...

... eine anhaltende Entzündung der Atemwege, die zu wiederholten Atemnotanfällen führt und mit einer Überempfindlichkeit (bronchiale Hyperreagibilität) der Atemwege gegenüber zahlreichen Faktoren unserer Umwelt einhergeht.

Die Atemwegsverengung entsteht durch ...

... eine Entzündung der Atemwege mit Schwellung der Schleimhaut,
... einen Muskelspasmus der Atemwegswände,
... eine übersteigerte Sekretion von Atemwegsschleim,
... eine Verstopfung der kleineren Atemwege durch eingedickten Atemwegsschleim und
... die Bildung eines Bindegewebsmantels um die Atemwege.

> **Die Ursache des Asthmas ist ...**
>
> ... am häufigsten eine Allergie gegenüber bestimmten Stoffen aus der Natur (Pollen, Hausstaubmilben usw.) oder der unbelebten Umwelt (Tierhaare, Nahrungsmittel, Latex usw.). Nur selten findet sich ein Asthma, bei dem keine allergische Ursache nachzuweisen ist (»Nichtallergisches Asthma«).

6.2 Die Atemwege – oder »Was haben Bäume mit meiner Lunge zu tun?«

Das Atmungsorgan ähnelt in seinem Aufbau einem umgedrehten Baum mit zwei Kronen. Die Luftröhre entspricht dabei dem Stamm, von dem die beiden großen Hauptbronchien wie zwei dicke Äste in die rechte und linke Lunge abzweigen. Sie teilen sich in immer kleinere Äste, die Bronchien bzw. Bronchiolen (kleinste Bronchien). Wie die Blätter eines Baumes am Ende der sich verzweigenden Äste sitzen, so enden die Atemwege mit feinsten Verzweigungen in Form von Lungenbläschen, den so genannten Alveolen. Hier findet der Austausch der Gase (Sauerstoff und Kohlendioxid) zwischen Luft und Blut statt. Was dem Blut in den Lungenbläschen passiert (nämlich die Abgabe von Kohlendioxid und die Aufnahme von Sauerstoff), erfolgt gerade umgekehrt bei der Atmung der Bäume in den Blättern. Blätter nehmen nämlich Kohlendioxid auf und geben Sauerstoff ab.

6.3 Die Asthmabeschwerden oder »Wo pfeift es denn?«

Die Symptome oder Asthmabeschwerden kennen Sie aus eigenem Erleben nur zu gut. Asthma ist eine Erkrankung, die mit anfallweise auftretender Atemnot einhergeht. Die Beschwerden sind dabei nicht andauernd. Vielmehr – und das gehört zum Asthma – werden die Beschwerden von Phasen unterbrochen, in denen es Ihnen wieder gut geht. Gerade dieser Wechsel unterscheidet Asthma von anderen Atemwegserkrankungen (wie z. B. der Raucherbronchitis oder der chronisch-obstruktiven Bronchitis).

CHECKLISTE 6

Die Hauptbeschwerden (Symptome) bei Asthma sind

✓ Husten

✓ pfeifendes und brummendes Atemgeräusch

✓ Engegefühl im Brustkorb (»eiserne Faust«) und

✓ Kurzatmigkeit bis hin zur schweren und lebensbedrohlichen Luftnot

---

Diese Beschwerden sind typischerweise

- chronisch wiederkehrend, d. h. durch beschwerdefreie Perioden unterbrochen, und treten bevorzugt auf
- bei sportlicher Betätigung
- an nasskalten oder nebligen Tagen oder
- in rauchiger Umgebung und
- in der Nacht.

Jedes einzelne Symptom kann beim Asthma im Vordergrund stehen. Wenn die anfallsartige Luftnot oder Kurzatmigkeit nicht besonders stark ausgeprägt ist, wird die Erkrankung oft lange übersehen und nicht erkannt. In diesen Fällen steht manchmal ein anhaltender Husten im Vordergrund (auch als sog. »Hustenasthma« bezeichnet). Deshalb ist es wichtig, auch bei einem anhaltenden und nicht durch eine andere Erkrankung zu erklärenden Husten an die Möglichkeit eines Asthmas zu denken.

Von allen wird die Luftnot oder Kurzatmigkeit als bedrohlich empfunden, je nach Schwere der Atemwegsverengung in sehr unterschiedlicher Weise. So kann sich diese z. B. als Engegefühl über der Brust äußern, ohne dass Sie direkt nach Luft ringen. Von Betroffenen wird das auch bildlich als *»eiserne Faust«* beschrieben oder als eine Kette, die sich um den Brustkorb legt oder gar als ein *»Knoten in der Luftröhre«*. Ausgelöst wird diese Atemnot durch eine vorübergehende Verengung der Bronchien, die durch eine Überempfindlichkeit der Atemwege infolge der bronchialen Entzündung bedingt ist. Nicht selten geht der Luftnot ein allmählich an Stärke zunehmender Husten voraus, gepaart mit einem »Pfeifen« oder einem Geräusch über der Lunge, auch als »Giemen« bezeichnet.

6.4 Die Asthmatypen oder »Wie viele ›Asthmas‹ gibt es eigentlich?«

Bei der Bezeichnung von Asthma herrscht ein heilloses Durcheinander: Anstrengungsasthma, Aspirin-Asthma, Kälteasthma, Infektasthma, nächtliches Asthma, psychisches Asthma usw. Dieses Durcheinander der Asthmatypen stiftet erhebliche Verwirrung, nicht nur bei den Betroffenen selbst.

Tatsächlich aber ist es viel einfacher. Man unterscheidet nämlich nur zwischen einem allergischen und einem nichtallergischen Asthma.

Die zwei vorkommenden Asthmatypen

1. Das allergische Asthma

ist ein Asthma, das auf einer allergischen Reaktion gegenüber Allergenen, wie z. B. Pollen, Hausstaubmilben usw., beruht.

2. Das nichtallergische Asthma

ist ein Asthma, bei dem sich keine Allergie nachweisen lässt, auf die die Erkrankung zurückgehen könnte, und das gelegentlich nach einer (verschleppten) Infektion der Atemwege beginnt.

Alle anderen Bezeichnungen, einschließlich des Anstrengungs- oder Kälteasthmas oder der nächtlichen (»nokturnalen«) Asthmaerkrankungen, bezeichnen allein häufige Auslöser oder die Tageszeit, in der sich die Asthmabeschwerden, die sich auf dem Boden eines der beiden Grundtypen des Asthmas entwickeln, vor allem zeigen.

Das allergische Asthma ...

... tritt am häufigsten bei Kindern und Jugendlichen oder im jüngeren Erwachsenenalter auf. Ein Asthma, das nach dem 40. Lebensjahr zum ersten Male auftritt, ist dagegen weniger häufig durch eine Allergie bedingt. Hier können dann Bronchialinfekte die Ursache sein, die die Schleimhaut der Atemwege derart schädigen, dass daraus ein Dauerzustand erhöhter Reizbarkeit entsteht.

Das nichtallergische Asthma ...

... ist der zweite und seltenere Typ des Asthmas. Dieser Typ ist nicht grundsätzlich verschieden vom allergischen Asthma, denn auch hier finden sich die Atemwegsentzündung, die wiederholten Luftnotanfälle und die Überempfindlichkeit der Atemwege. Der Unterschied besteht einfach darin, dass man keine Hinweise für eine allergische Bereitschaft des Körpers findet. Das nichtallergische Asthma beginnt auch nicht mit der frühen Jugend, sondern häufig im Erwachsenenalter, meist nach einer Infektion, obwohl man noch nicht richtig weiß, wo die Erkrankung ihren Ursprung nimmt und wie sie zustande kommt. In einigen Fällen verläuft das nichtallergische Asthma schwerer als das allergische, und die Beschwerden treten häufiger, in seltenen Fällen sogar täglich auf. Eine jahreszeitabhängige Zunahme der Beschwerden, wie man sie oft beu allergischem Asthma findet, fehlt.

MERKE

Trotz allem, die Behandlung ist für das allergische wie für das nichtallergische Asthma absolut gleich.

6.5 Was geschieht in den Bronchien oder »Wie wird meine Lunge zum Luftballon?«

Ab einem bestimmten Grad der Verengung der Bronchien beginnt man Luftnot (Kurzatmigkeit) zu verspüren, die sich bei einem schweren Asthmaanfall in relativ kurzer Zeit bis zum Erstickungsgefühl steigern kann. Obwohl Sie dabei das Gefühl haben, keine Luft mehr zu bekommen (also nicht richtig einatmen zu können), liegt hierbei in Wirklichkeit eine Störung der Ausatmung vor, wodurch paradoxerweise zu viel Luft in den Atemwegen und der Lunge verbleibt. Beim Asthmaanfall bleibt also immer etwas Luft in den Bronchien zurück, die sich nicht ausatmen lässt. Auf diese Weise bläst sich die Lunge, vergleichbar einem Luftballon, allmählich auf. Da man also die verbrauchte Luft nicht ganz los wird, kann man beim nächsten Einatmen keine ausreichende Menge an neuer Luft einziehen. Genau das empfindet man als Luftnot.

Bei der Verengung der Atemwege mit Behinderung der Ausatmung kommt es zu folgenden Veränderungen in den Atemwegen:

- **Die Muskeln der Bronchien verkrampfen sich:** Diese Verkrampfung nennt man Bronchospasmus. Unsere Atemwege werden von einem Muskelschlauch umgeben, der beim Asthmatiker ganz eindeutig zu heftig reagiert und damit die Atemwege verkleinert und verengt.

- **Die Schleimhaut der Atemwege schwillt an:** Die Schleimhaut ist die Gewebeschicht, mit der die Bronchien innen ausgekleidet sind. Sie ist normalerweise so beschaffen, dass sie im Zusammenspiel mit bestimmten Abwehrmechanismen eingeatmete Stoffe aus unserer Umwelt wieder unschädlich macht und entfernt. Deshalb ist sie aber auch sehr empfindlich. Sind die Atemwege entzündet, schwillt die Schleimhaut an und verkleinert deren Durchmesser.

- **Der Atemwegsschleim verstopft die Atemwege:** Die Schleimhaut der Atemwege produziert Schleim, damit darin Staubpartikel eingefangen und über die feinen Flimmerhärchen und mit einem Hustenstoß nach außen transportiert werden können. Die entzündete Schleimhaut (wie z. B. bei Asthma) produziert besonders viel und dazu auch noch zähen Schleim, der sich schlecht abhusten lässt. Das Ergebnis ist, dass die Bronchien teilweise oder vollständig verstopfen. Hierdurch wird die Atemwegsverengung weiter verstärkt.

7 Die nichtmedikamentöse Behandlung Ihres Asthmas

D ie Umgehung eines Allergenkontaktes spielt für die Behandlung des allergischen Asthmas eine ganz wesentliche Rolle. Hat man die für Ihre Erkrankung verantwortlichen Allergene erst einmal identifiziert, müssen entsprechende Maßnahmen eingeleitet werden. Die verschiedenen Maßnahmen zur Meidung der wichtigsten Allergene oder zur Verminderung der Allergenbelastung und der nichtallergenen Atemwegsirritantien sind nachfolgend aufgelistet.

> **MERKE**
>
> Die Wirksamkeit jeder Allergie- oder Asthmabehandlung bleibt begrenzt, solange der Kontakt mit den auslösenden Faktoren bzw. Allergenen fortbesteht.

Mit der Allergenvermeidung schaffen Sie also erst die Voraussetzungen für eine erfolgreiche medikamentöse Asthmabehandlung.

7.1 Welche Asthmaauslöser gibt es überhaupt, und wie kann ich diesen aus dem Weg gehen?

Die Asthmaauslöser sind kaum zählbar. Die Kunst im Umgang mit Auslösern besteht daher darin, sich eine Übersicht über die verschiedenen Arten von Auslösern zu verschaffen, um dann gezielte Maßnahmen für deren Vermeidung festlegen zu können.

Die Auslöser (auch »*Trigger*« genannt) lassen sich in zwei Gruppen unterteilen. In die erste Gruppe gehören die eigentlichen Auslöser des Asthmas, die Allergene. Die zweite Gruppe umfasst die Substanzen, die erst auf dem Boden eines bestehenden Asthmas zu Auslösern werden, wie z. B. Luftreizstoffe (sog. »Irritantien«), physikalische bzw. chemische Reize und psychische, emotionale bzw. seelische Auslöser.

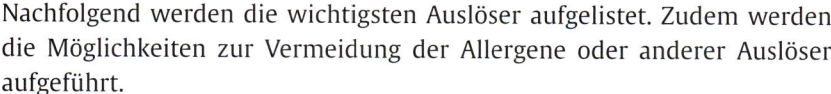

Nachfolgend werden die wichtigsten Auslöser aufgelistet. Zudem werden die Möglichkeiten zur Vermeidung der Allergene oder anderer Auslöser aufgeführt.

A. Allergene

Die Gruppe der Allergene ist riesig. Es gibt sie von unterschiedlichster Natur und Herkunft. Sie bilden die eigentlichen Auslöser der Allergie und sind daher ursprünglich für die Entwicklung Ihrer Asthmaerkrankung verantwortlich. Aber auch jetzt, nachdem sich die Erkrankung festgesetzt hat, führt der wiederholte oder anhaltende Kontakt mit diesen Allergenen zu Beschwerden oder sogar zum Asthmaanfall. Die wichtigsten Allergene sind:

Allergen Nr. 1: der Blütenstaub

Bei den Pollen (lateinisch: »Staubmehl«), die Ihnen allergische Beschwerden verursachen können, handelt es sich um eine staubähnliche Absonderung der pflanzlichen Staubbeutel (»Pollensäcke«). Pollen werden von allen Pflanzen gebildet und dienen als männliche Keimzellen zu deren Fortpflanzung und Verbreitung.

> **MERKE**
> Ein besonders starker Pollenbilder ist die Birke. Die Pollenbelastung auf dem Lande ist tagsüber am höchsten, über Großstädten dagegen vorzugsweise in den Abendstunden. Hochgebirge, Meer sowie Regen und bedecktes Wetter mindern den Pollenflug.

Pflanzen blühen fast das ganze Jahr über. Um Ihre Erkrankung bzw. die Beschwerden vorauszusehen und Gegenmaßnahmen besser planen zu können, ist es wichtig zu wissen, auf welche Pollen Sie wirklich reagieren.

Je nach Pollenflugsaison spricht man von
- *Frühblühern* (Erle, Hasel, Weide, Pappel u. a.)
- *Mittelblühern* (Birke, Rotbuche, Gräser u. a.)
- *Sommerblühern* (Gräser, Getreide u. a.) und
- *Spätblühern* (Beifuß, Brennnesseln u. a.)

Es ist unmöglich, den Pollen, insbesondere im Frühling und Sommer, ganz aus dem Wege zu gehen. Man kann aber durch bestimmte Maßnahmen und überlegtes Verhalten das Ausmaß der Pollenbelastung vermindern.

> **TIPP**
> Benutzen Sie den Pollenflugkalender! Er kann Ihnen helfen, Ihr Jahr so zu planen, dass Sie die Pollenallergene so wenig wie möglich behelligen.

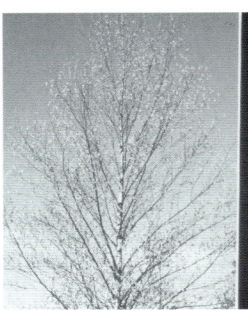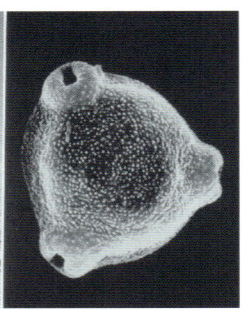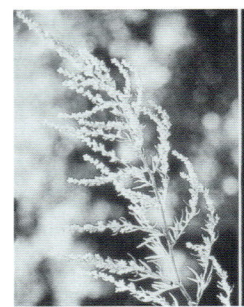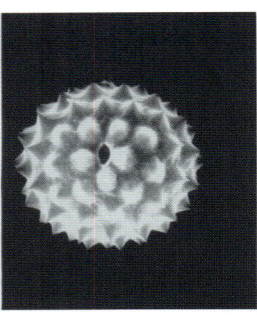

Abb. 5: Pollen sind Auslöser saisonaler Allergien (links Birkenpollen, rechts Ragweedpollen)

Pollenallergie – was können Sie tun?

▮ Orientieren Sie sich am Pollenflugkalender (siehe Abb. 2)
▮ Keine Spaziergänge über blühende Wiesen und Felder und kein Sport im Freien.
▮ Planen Sie Ihren Aufenthalt im Freien (Sport, Spaziergänge), und legen Sie diesen auf Tage mit wenig Pollenflug (Regen) oder in den Herbst und Winter.
▮ Wechseln Sie die Kleidung nach einem Ausflug, und bewahren Sie diese außerhalb des Schlafzimmers auf.
▮ Meiden Sie Gartenarbeit in den »gefährlichen« Jahreszeiten, und passen Sie Ihren Garten Ihren Allergien an.
▮ Halten Sie die Fenster im Auto geschlossen, und erwägen Sie den Einbau eines Pollenfilters in Ihre Belüftung.
▮ Täglich Haare waschen oder spülen vor dem Schlafengehen, da sich Pollen gerne in die Haare setzen, die über das Kopfkissen dann von Ihnen eingeatmet werden.
▮ Nachts die Fenster geschlossen halten.
▮ Regelmäßige Medikamenteneinnahme, insbesondere in den für Sie gefährlichen Monaten.
▮ Gegebenenfalls in den gefährlichen Monaten zusätzliche Medikamente einnehmen oder die Dosis Ihrer Medikamente erhöhen (ggf. Rücksprache mit Ihrem Arzt).
▮ Bevorzugen Sie das Hochgebirge, die See oder das Meer bei der Urlaubsplanung.
▮ Wenn das alles nicht ausreicht, sollten Sie mit Ihrem Arzt überlegen, ob für Sie eine Hyposensibilisierung gegen die für Sie bedeutenden Pollenallergene in Frage kommt.

Allergen Nr. 2: die Hausstaubmilbe

Dabei handelt es sich um winzig kleine, nur unter dem Mikroskop sichtbare Tierchen, die in jedem Haushalt leben und sich von menschlichen Hautschuppen ernähren. Sie lieben die Feuchtigkeit in Stoffen. Dagegen leben sie nicht mehr in Höhen über 1500 Metern und werden bei Temperaturen über 54 °C oder durch chemische Mittel (Benzylbenzoat, z. B. Akarex®) abgetötet.

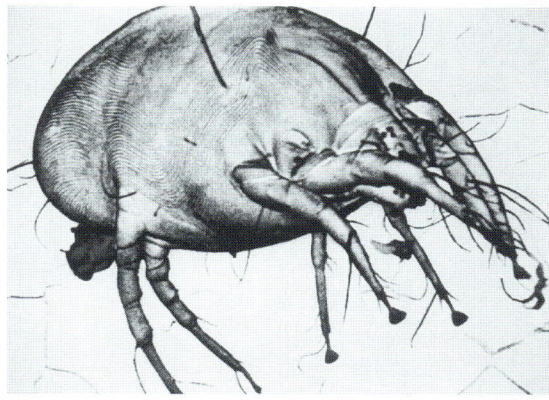

Heute steht eine ganze Reihe von Möglichkeiten zur Verfügung, um Milbenwachstum und Allergenproduktion in Innenräumen zu vermindern. Die wichtigste Maßnahme ist, die Matratze des Bettes mit einem milbendichten Schutzbezug (Encasing) zu versehen. Damit wird den Milben ihr Hauptlebensraum abgesperrt und verhindert, dass das Milbenallergen durchdringen kann.

Abb. 6: Hausstaubmilbe unter dem Elektronenmikroskop

Steckbrief der Hausstaubmilbe

Die zwei häufigsten Milbenarten in unserer alltäglichen Umgebung sind die *Dermatophagoides pteronyssinus* und *Dermatophagoides farinae*. Die Milben zählen zur Gruppe der Spinnentiere. Sie ernähren sich hauptsächlich von menschlichen und tierischen Hautschuppen und Schimmelpilzen. Täglich verliert der Mensch etwa ein bis zwei Gramm Hautschuppen, genug, um davon 1,5 Millionen Hausstaubmilben einen Tag lang zu ernähren. Zu ihrer Vermehrung und Allergenproduktion benötigen die Milben bestimmte Voraussetzungen. Hierbei stellen vor allem Umgebungsfeuchtigkeit und Temperatur die wichtigsten Faktoren dar. Die optimalen Klimabedingungen für die meisten Milbenarten liegen bei einer mittleren relativen Feuchtigkeit von 70 Prozent und einer Temperatur von 25 °C. Die Hauptvermehrungszeit der Hausstaubmilben liegt in den Monaten Mai bis Oktober. Mit Beginn der Heizperiode und der damit verbundenen Abnahme der relativen Luftfeuchtigkeit stirbt der größte Teil der Milben ab. Damit hat sich nun auch eine ungeheure Menge an Exkrementen angesammelt, sodass die Beschwerden für den Hausstaubmilbenallergiker in dieser Zeit am größten sind und auch im Winter weiter anhalten können.

Hausstaubmilbenallergie: Was können Sie tun?

- Ein absolutes Meiden der Hausstaubmilben ist nur oberhalb von 1500 Metern möglich.
- Gründliches und regelmäßiges Lüften der Wohnung.
- Matratzen, die älter als 8 Jahre sind, sollten durch neue ersetzt werden.
- In Ihrer Wohnung auf Staubfänger verzichten (Gardinen, Velours, Teppiche, Vorhänge, Polstermöbel usw.). Stattdessen sollten Sie Ihre Wohnung etwas nüchterner, im »schwedischen« Stil einrichten. Wie das funktioniert, hat ja eine bekannte Möbelkette sehr eindrucksvoll und mit viel Geschmack unter Beweis gestellt.
- Unbedingt Teppiche, Bettvorleger oder jegliche andere Milbenträger aus Stoff aus der Wohnung (vor allem dem Schlafzimmer) entfernen.
- Wöchentliches Waschen der Bettbezüge und Deckbezüge bei 60 °C (1 Stunde).
- Textilien, die nicht bei 60 °C gewaschen werden können, sollten mit einem Milbenabtötenden Kaltwaschmittelzusatz (z. B. Acaril®) gereinigt werden.
- Regelmäßiges Waschen von Kuscheltieren. Am besten aber auf Kuscheltiere aus Stoff ganz verzichten.
- Einschlagen von Matratzen, Bettwäsche und Sprungfedern mit spezieller milbenundurchlässiger Bettwäsche (z. B. Polyurethanbeschichtung, sog. »Encasing«).
- Regelmäßige Einnahme Ihrer Medikamente (das ist selbstverständlich).
- Reinigung von nicht entfernbaren Teppichen und stoffbezogenem Mobiliar mit Milbenabtötenden Substanzen (sog. Akarazide, z. B. Akarex®) 1- bis 2-mal pro Jahr.
- Keine aktive Durchführung der Staubsaugreinigung.
- Wenn das nicht geht, müssen Sie eine Staubmaske tragen und ein besonders saugfähiges Gerät mit entsprechendem Filter benutzen.
- Den Aufenthalt in Räumen zum Zeitpunkt der Staubsaugreinigung vermeiden.
- Wenn das alles nicht ausreicht, sollten Sie mit Ihrem Arzt überlegen, ob für Sie eine Hyposensibilisierung gegen Hausstaubmilben in Frage kommt.

Allergen Nr. 3: die Tierhaare und -schuppen

Bei einer Haustierallergie ist das konsequente Entfernen des jeweils verantwortlichen Tieres aus der Wohnung unbedingt erforderlich, so schmerzlich das für Sie auch sein mag. Aber hier bedroht Ihre Katze oder Ihr Hund oder gar Ihr Meerschweinchen Ihre Gesundheit. Ist Ihre Gesundheit Ihnen nicht wichtiger?

Tierhaar- und -schuppenallergie: Was können Sie tun?

▮ Auf Haustiere verzichten, auch wenn es noch so schwer fällt. Ihre Gesundheit muss Ihnen doch vorgehen.
▮ Teppiche, Stoffe, Kleidungsstücke aus tierischem Material meiden.

Allergen Nr. 4: die Schimmelpilze

Die Schimmelpilzallergie geht auf Sporen bzw. Pilzfäden dieser mikroskopisch kleinen Pilzorganismen zurück. Diese gedeihen besonders in feuchter Umgebung, wie man sie in feuchten, warmen und schlecht belüfteten Räumen (z. B. Keller), an feuchten Außenwänden, Tapeten, Schrank- sowie Bilderrückwänden, Teppichböden, Luftbefeuchtern, Klimaanlagen und Topfpflanzen, Hydrokulturen oder Eisschränken finden kann. Aber auch in Ra-

Schimmelpilzallergie: Was können Sie tun?

▮ Feuchte Räume (z. B. Keller) meiden.
▮ Achten Sie auf Stockfleckenbildung hinter Schränken, Kacheln und Holzverkleidungen.
▮ Sanieren Sie feuchte Stellen in der Wohnung.
▮ Keine Luftbefeuchter verwenden.
▮ Stattdessen Wohnung trocken halten und gut durchlüften (Luftfeuchtigkeit sollte zwischen 40 und 50 % liegen).
▮ Klimaanlage regelmäßig warten und reinigen.
▮ Vorsicht bei Hydrokulturen, Blumenerde, Blätterhaufen, schattigen Waldgegenden, denn da fühlen sich die Schimmelpilze besonders wohl.
▮ Obst und Gemüse im Kühlschrank lagern.
▮ Meiden Sie Gartenarbeit mit Umgang von Erde, Rasen, Laub und Kompost.
▮ Auf den Verzehr von Trockenfrüchten, Käse und getrockneten Gewürzen verzichten.
▮ Lebensmittel möglichst frisch verzehren und unnötige Lagerzeiten vermeiden.
▮ Haushaltshygiene mit regelmäßiger Reinigung von Holzschränken, Brotkästen und Kühlschränken.
▮ Auf Zimmerpflanzen im Schlafbereich verzichten.
▮ Vermeiden Sie (berufliche) Tätigkeiten im Stall (Dung, Getreide, Heu bzw. Stroh), in einer Bäckerei (Getreide, Mehl) oder als Lebensmittelhändler.

sen, Laub, Dung, der Erde und im Kompost kommen sie vor. Darüber hinaus sind Schimmelpilzbestandteile in verschiedenen Lebensmitteln (Früchten, Gemüse, Brot und Käse) enthalten, wo sie der »Veredlung« von Lebensmitteln dienen.

Allergen Nr. 5: das Nahrungsmittelallergen

Das Nahrungsmittelallergen ist ein in Nahrungsmitteln enthaltener Stoff, auf den der Körper reagiert. Das kann einerseits zu Beschwerden in Magen- und Darmtrakt (Durchfall, Bauchkrämpfe, Erbrechen, Völlegefühl, Blähungen) führen. Andererseits können Lippenschwellung und Juckreiz sowie Taubheitsgefühl im Mund auftreten. Gleichzeitig kann es aber auch zu Schnupfen, Asthma und Hautausschlag, seltener sogar zu einer lebensbedrohlichen Reaktion des ganzen Körpers kommen.

> **MERKE**
>
> Der erste Ort der Einwirkung des Allergens muss nicht unbedingt der Ort sein, an dem die Beschwerden auftreten.

Nahrungsmittelallergene sind vielfältiger Natur. Am häufigsten kommen allergische Reaktionen gegenüber Kuhmilch, Hühnereiweiß, Obst, Gemüse, Nüssen, Kräutern, Gewürzen, Fischen und anderen Meerestieren sowie den in Nahrungsmitteln zugesetzten Schimmelpilzsporen vor.

Im Zusammenhang mit Nahrungsmittelallergien muss auf das Phänomen der Kreuzallergie hingewiesen werden (siehe Abschnitt 2.15). Kreuzallergien beruhen auf einer engen Verwandtschaft zwischen Nahrungsmitteln und manchen Pollen oder anderen Allergenen. Eine Liste der häufigsten kreuzreagierenden Allergene finden Sie unten (siehe Tabelle 4).

> **MERKE**
>
> Magen-Darm-Beschwerden durch Nahrungsmittelallergien sind selten. Viel häufiger handelt es sich um allgemeine Verdauungsbeschwerden oder einfach um eine Verdauungsschwäche, die beim Essen bestimmter Nahrungsmittel auftritt.

Kreuzallergien beruhen auf der Tatsache, dass bestimmte Allergene einen ähnlichen Aufbau besitzen. Ein typisches Beispiel für eine Kreuzallergie besteht zwischen Nahrungsmittel- und Pollenallergenen. So leiden mehr als die Hälfte der ca. 6 Millionen Pollenallergiker in Deutschland an pollenassoziierten Nahrungsmittelallergien, die auf der engen Verwandtschaft zwischen manchen Pollen oder Umweltallergenen und Nahrungsmitteln beruhen. Ein besonderes Problem bilden in Speisen »versteckt« vorkommende Nahrungsmittel (z. B. Selleriesalz im Kräuterquark bei gleichzeitiger Beifußpollenallergie).

Tab. 4: Die wichtigsten Kreuzallergene

Nahrungsmittel	Kreuzreagierende Pollenallergene
Steinobst (Pflaume, Aprikose, Kirsche) Kernobst (Apfel) Nüsse, Tomaten, Sellerie Gewürze (Kümmel, Koriander, Anis, Fenchel)	Birke, Hasel, Erle
Getreidemehl und -produkte Hülsenfrüchte (Erdnuss, Erbse, Soja, Bohne, Linse)	Gräserpollen
Gemüse (Tomaten, Paprika, Sellerie) Kartoffeln Gewürze (Pfeffer, Kümmel, Muskat, Ingwer, Curry, Sellerie)	Beifuß

Nahrungsmittelallergie: Was können Sie tun?

- Lassen Sie sich von Ihrem Allergologen die bei Ihnen bestehenden Allergene und Kreuzallergene nennen.
- Manche Nahrungsmittelallergene werden durch Kochen unwirksam (z. B. Karotten, Auberginen, Äpfel, Pfirsiche, Aprikosen, Pflaumen, Erdbeeren, Bananen).
- Aber Vorsicht: Andere Nahrungsmittel verlieren ihre Wirksamkeit als Asthma- und Allergieauslöser nicht (z. B. Kuhmilch, Hühnerei, Fisch, Krebstiere, Erdnuss, Sellerie, Tomate, viele Gewürze).
- Meiden Sie Ihnen unbekannte fertige oder zusammengesetzte Nahrungsmittel, da nicht immer alle Zutaten auf der Packung angegeben sind.
- In Restaurants sollten Sie den Koch auf die für Sie gefährlichen Nahrungsmittel hinweisen oder um Auskunft über die Zusammensetzung der angebotenen Speisen bitten.
- Tragen Sie in jedem Fall die von Ihrem Arzt rezeptierten Notfallmedikamente bei sich (Asthmabedarfsspray, ggf. Adrenalininjektionsbesteck).

Allergen Nr. 6: das Latexallergen

Latex ist der Milchsaft des Kautschukbaumes (Hevea brasiliensis). Die Substanz bildet den Grundstoff für die Herstellung von Gummi und Gummiprodukten. Bis 1980 war die Latexallergie selten. Seither ist, parallel mit der Verbreitung von gummihaltigen Produkten, eine deutliche Zunahme zu verzeichnen. Durch Latex ausgelöstes Asthma entsteht durch die Einatmung von Latexpartikeln, die sich vom Gummi lösen. Latex kommt heute in sage und schreibe 40 000 Gegenständen unseres modernen Lebens vor. Das geht schon im frühesten Lebensalter mit Schnuller, Babyflaschen und Windeln los. Später haben wir Kontakt mit Latex in Radiergummis, Klebstoff, Make-up, BHs, Gummistiefeln, Elektrokabeln, Gartenschläuchen, Schuhsohlen, Haushaltshandschuhen, Tennisbällen, Luftballons, Teppichbodenbeschichtungen, Tischdecken, Kondomen, Pflastern usw. Die Liste ließe sich noch fortsetzen.

Es gibt also genügend Möglichkeiten für Sie, mit Latex in Kontakt zu kommen. Außerdem ist Latex in der Birkenfeige (*Ficus benjamini*), dem Weihnachtsstern (*Euphorbia pulcherrima*) und im Hopfen enthalten. Untersuchungen haben gezeigt, dass etwa 2 % der Gesamtbevölkerung an Latexallergien leiden. Davon entwickeln etwa 2,5 % ein allergisches Asthma.

Auch zwischen dem Latexallergen und anderen Allergenen finden sich Kreuzreaktionen durch sich stark ähnelnde Eiweißstrukturen. Dabei kommt eine Kreuzallergie mit Banane, Kiwi, Mango, Avocado, Kartoffel, roher Tomate und Esskastanie am häufigsten vor (siehe auch Abschnitt 2.15).

Latexallergie: Was können Sie tun?

▌ Machen Sie sich ein Bild von den Dingen unseres täglichen Lebens, in denen Latex verwendet wird. Eine Liste naturlatexhaltiger Artikel unseres Alltags findet sich im Merkblatt Latexallergie der Latexallergie-Informationsvereinigung e. V.

▌ Vorsicht beim Umgang mit der Birkenfeige (Ficus benjamini) oder dem Weihnachtsstern (Euphorbia pulcherrima), die ebenfalls Latex enthalten.

▌ In geringen Mengen findet sich Latex schließlich auch im Hopfen, sodass bei einer bestehenden Allergie auf den Genuss von Bier verzichtet werden muss.

▌ Benutzen Sie nur naturlatexfreie Gegenstände, die entsprechend ausgezeichnet sind. Sind Sie unsicher, fragen Sie den Händler. Eine Liste der Alternativen finden Sie ebenfalls in dem oben angegebenen Merkblatt Latexallergie der Latexallergie-Informationsvereinigung e. V.

Allergen Nr. 7: das Insektengiftallergen

Insektengiftallergien bestehen, wenn sich bei Ihnen nach dem Stich einer Biene, Wespe oder eines anderen Insektes eine überschießende Reaktion entwickelt. Diese kann von einer örtlich begrenzten Schwellung oder Blase unter Umständen bis hin zu einem schweren Asthmaanfall und lebensbedrohlichen »Allergieschock« reichen.

Insektengiftallergie: Was können Sie tun?

▐ Vermeiden Sie geruchsintensive Kosmetika (Parfüm, Haarspray, Rasierwasser, parfümierte Seifen) im Sommer, denn diese locken Bienen und andere Insekten an.

▐ Vermeiden Sie zu starke körperliche Anstrengungen, denn auch Schweißgeruch lockt Insekten an.

▐ Laufen Sie im Sommer niemals barfuss über Rasen und Wiesen, denn Wespen leben im Boden und Bienen lieben Klee.

▐ Tragen Sie eng anliegende Kleidung, und vermeiden Sie weite, fliegende Gewänder, damit sich Insekten hierin nicht verfangen können.

▐ Wählen Sie Kleidungsstücke mit blassen Farben, denn grelle Farben locken Bienen und Wespen an.

▐ Halten Sie den Mülleimer im Wohnbereich immer geschlossen, und lassen Sie Obst nicht frei herumliegen.

▐ Schließen Sie Marmeladengläser und Saftflaschen oder andere Getränke.

▐ Vor dem Trinken aus einem Glas schauen Sie erst einmal genau nach, ob sich darin nicht eine Biene oder Wespe verfangen hat.

▐ Besondere Vorsicht sollten Sie bei offenen Dosen walten lassen, denn Sie sehen nicht, wen oder was Sie mittrinken.

▐ Führen Sie die von Ihrem Arzt rezeptierten Notfallmedikamente in den gefährlichen Monaten (Juli – September) immer mit sich (Asthmanotfallspray, Kortisontabletten oder -trinkflaschen, Adrenalininjektionsbesteck).

B. Nichtallergene

Diese Gruppe von Auslösern ist nicht ursächlich für Ihr Asthma verantwortlich und unterscheidet sich so grundsätzlich von den Allergenen. Trotzdem führen diese Faktoren bei Kontakt mit Ihren Atemwegen auf dem Boden eines bereits bestehenden Asthmas zu einer Verschlechterung der Erkrankung bis hin zum Asthmaanfall. Die wichtigsten dieser Faktoren sind:

Nichtallergener Auslöser Nr. 1: bestimmte Schmerzmittel

Bei bekannter Analgetikaunverträglichkeit (so genanntes »Analgetikaasthma«) sollten Sie diese Schmerzmittel (auch Analgetika oder Antiphlogistika genannt) nicht einnehmen. Alternativen hierfür bilden zentral wirkende Schmerzmittel (z. B. Tramal®) oder seit kurzem auch so genannte selektive COX-2-Hemmer (z. B. Bextra®, Arcoxia®).

Nichtallergener Auslöser Nr. 2: Luftreizstoffe

Neben den Allergenen gilt es darüber hinaus, auch unspezifische Atemwegsirritantien zu meiden, die auf der Basis der bronchialen Hyperreaktivität zu Asthmaanfällen führen können. Hierzu gehören u. a. Staub, Rauch, Reizgase, intensive Gerüche und vor allem aktives wie passives Rauchen. Ihre Aufgabe ist es, diese und mögliche andere Trigger zu identifizieren und mit Ihrem Arzt Maßnahmen zur deren Beseitigung oder Meidung zu besprechen.

> ## Luftreizstoffe: Was können Sie tun?
>
> ▌ Bei erhöhter Schadstoffbelastung in der Umwelt sollten Sie zusätzliche Anstrengungen vermeiden, Ihren Spaziergang oder Ihren Sport im Freien auf einen anderen Tag verlegen und das Fenster geschlossen halten.
>
> ▌ Selbstverständlich dürfen Sie nicht rauchen. Ihren Freunden und Ihrem Ehepartner muss klar sein, dass in Ihrer Wohnung ABSOLUTES RAUCHVERBOT herrscht.
>
> ▌ Bei der Schönheits- und Körperpflege sollten Sie darauf achten, dass Sie treibgasfreie Kosmetika verwenden.
>
> ▌ Wenn Sie in einer Industriegegend wohnen, wo ständig industrielle Schadstoffe in die Luft geblasen werden, sollten Sie ernsthaft erwägen, den Wohnort zu wechseln.
>
> ▌ Weitere Infos und Tipps finden Sie im Infomodul 6 »Wetter-induziertes Asthma«.

Nichtallergener Auslöser Nr. 3: körperliche Anstrengung/Sport

Körperliche Belastung, zum Beispiel im Rahmen einer sportlichen Aktivität, kann zu asthmatischen Beschwerden führen. Die Grundlagen hierfür und die Möglichkeiten, die Beschwerden zu vermeiden, sind im Abschnitt 2.11 »Asthma und Sport« zusammengefasst.

Nichtallergener Auslöser Nr. 4: Infektionen der Atemwege

Infektionen der Atemwege (Schnupfen, Bronchitis) lassen sich nicht umgehen und führen in aller Regel zur Zunahme der Asthmasymptome. Hier bedarf es einiger Maßnahmen, mit denen Sie sich dieser Situation stellen können. Außerdem gibt es die Möglichkeit, durch Impfungen die Häufigkeit von Atemwegsinfektionen zu vermindern. Informationen zu diesen Themen finden Sie im Abschnitt 3.2 »Wie komme ich durch Herbst und Winter?«.

Nichtallergener Auslöser Nr. 5: psychische/seelische Faktoren

Seelische Belastungen, wie starke emotionale Situationen, Aufregung jeglicher Art, Hektik und Stress, Ärger zu Hause oder im Büro oder selbst Freude oder Lachen können Asthmabeschwerden auslösen.

Seelische Belastungen: Was können Sie tun?

❚ Sich um eine ausgeglichene Lebensweise bemühen (der verständnisvolle Partner, weniger hektische Berufe usw.).
❚ Stärkere psychische Belastungen durch ein Training (z. B. autogenes Training oder Atemübungen) beherrschen lernen.
❚ Erlernen von Problemlösungs- und Konfliktbewältigungsstrategien, z. B. mit Hilfe eines Psychologen.

7.2 Die Asthmaschulung

Die Allergenvermeidung und die antiasthmatischen Medikamente bilden die »doppelte Speerspitze« der Asthmabehandlung. Aber nur das Wissen über die Erkrankung kann Ihr Verhalten im Umgang mit Beschwerden und mit den Medikamenten in brenzligen Situationen in die richtige Bahn lenken. Diese Einsicht hat zur Entwicklung von Programmen geführt, die dem Patienten in allgemeiner und systematischer Form das erforderliche Wissen und die grundlegenden Inhalte zum Thema »Asthma« vermitteln.

> **MERKE**
>
> Der Schulung des Patienten, immer auch mit Einbeziehung der Familie, kommt eine wesentliche Bedeutung bei der längerfristigen Kontrolle des Asthmas oder anderer allergischer Erkrankungen zu.

Was sind die Ziele der Asthmaschulung?

Ziel einer Patientenschulung ist es, Ihnen alles, was mit Asthma direkt und indirekt zu tun hat, zu vermitteln, um Sie für eine aktive Mitarbeit bei der Behandlung Ihres Asthmas zu gewinnen. Hierzu gehören u. a. folgende Themen:

- Wie kontrolliere ich Asthma, und wie beuge ich Asthmaanfällen vor?
- Wie verringere ich den Einfluss meiner Krankheit auf mein Leben und das meiner Familie?
- Wie lassen sich drohende Asthmaattacken vermeiden?
- Wie umgehe ich Krankenhausaufenthalte?
- Wie vermeide ich Fehlzeiten in der Schule oder am Arbeitsplatz?
- Wie gewinne ich eine größere Selbstsicherheit im Umgang mit meiner Krankheit?

Die Inhalte der Asthmaschulung beziehen sich vor allem auf das Erlernen …

- … einer größeren Akzeptanz gegenüber der Erkrankung mit größtmöglicher Eigenverantwortlichkeit,
- … von Therapiekonzepten für die Langzeitbehandlung einschließlich der Wirkmechanismen antiasthmatischer Medikamente und der Notwendigkeit einer antientzündlichen Basistherapie,
- … einer größeren Selbstständigkeit im Umgang mit der Krankheit,
- … von Angstlösungsstrategien vor Asthmaanfällen,
- … von Strategien und Ansätzen zur Bewältigung alltäglicher Anforderungen,
- … von Methoden zur Vermeidung möglicher Anfallsursachen einschließlich der sinnvollsten Gestaltung von Freizeit und Urlaub,
- … der richtigen Inhalationstechniken,
- … einer wirklichkeitsnahen bzw. richtigen Einschätzung des Krankheitsverlaufes unter Nutzung des Peak-Flow-Meters und anderer Warnsignale (Selbstbeurteilung) einschließlich der rechtzeitigen Kontaktaufnahme mit dem Arzt,
- … von Möglichkeiten der Anpassung der Arzneimittelbehandlung in besonderen Situationen (Infektionen der Atemwege, Stress, Sport usw.),
- … von festen Regeln, an denen sich im Notfall im Sinne eines Selbstmanagements der Erkrankung orientiert werden kann einschließlich der Maßnahmen bei einem akuten schweren Asthmaanfall (Notfallbehandlungsplan),
- … von geeigneten Atemtechniken bei drohenden Anfällen und bei körperlicher Belastung,
- … von Entspannungstechniken,
- … von Wegen einer Aktivierung möglicher Hilfen innerhalb und außerhalb der Familie.

Wer sollte an der Asthmaschulung teilnehmen?

Asthma betrifft die ganze Familie, auch wenn nur einer aus der Familie betroffen ist. Da im Notfall, ebenso wie im täglichen Leben, die Familienmitglieder nicht nur Verständnis für Sie aufbringen sollten, sondern auch bei der Kontrolle und Bewältigung Ihrer Erkrankung helfen können, ist es sinnvoll, wenn die nächsten Angehörigen und Verwandte ebenfalls an der Asthmaschulung teilnehmen.

Eine entsprechende Schulung findet am günstigsten in der Gruppe statt, wo Möglichkeiten des Erfahrungsaustausches und des gegenseitigen Verständnisses bzw. der Solidarisierung bestehen, die im Allgemeinen als positiv empfunden werden.

Patientenschulungen werden mittlerweile in vielen Zentren von Ärzten, Krankenschwestern/Pflegern, Arzthelferinnen, Pädagogen und Psychologen angeboten. Die wichtigsten Adressen hierzu sind im Anhang aufgeführt.

7.3 Die »Allergieimpfung« (Hyposensibilisierung)

Das Wort »Hyposensibilisierung« bedeutet »unempfindlich machen«. Ziel der Behandlung ist es tatsächlich, die körperliche Empfindlichkeit gegenüber bestimmten, Sie besonders quälenden Allergenen abzubauen und damit die Krankheitserscheinungen oder Beschwerden zu vermindern. Paradoxerweise werden hierzu die Allergieauslösenden Stoffe, gegen die Sie empfindlich sind, in allmählich ansteigender Dosis unter die Haut gespritzt. Durch dieses Vorgehen gelingt es in vielen Fällen, die Empfindlichkeit Ihres Immunsystems gegenüber den Auslösern herabzusetzen, sodass Sie den Kontakt mit Allergenen besser tolerieren.

Diese Allergieimpfung hat als einzige bisher zur Verfügung stehende Behandlung bei Allergien Einfluss auf Ihr Immunsystem und setzt somit direkt an der Wurzel Ihrer Erkrankung an. Die Behandlung wird mit speziell auf die krank machenden Allergene abgestimmten Präparaten (in Form von Spritzen und Tropfen) durchgeführt. Die Behandlungsdauer beträgt mindestens drei Jahre. Sie kann vor der entsprechenden Pollensaison (Blühperiode) oder ganzjährig durchgeführt werden.

Als Regel gilt, dass nicht mehr als drei bis vier der Allergene, gegen die Sie allergisch sind, kombiniert werden sollten. Sind mehr Allergene für Ihr Asthma verantwortlich (was selten vorkommt), werden die vier Allergene ausgewählt, die die meisten Beschwerden verursachen, oder mehrere Extrakte zusammengestellt.

Unglücklicherweise hilft die »Allergieimpfung« nicht in jedem Fall und nicht bei jedem. Die besten Ergebnisse werden bei Milben- und Pollenallergien mit einer 80%igen und bei Bienen- und Wespenstichallergien mit einer über 90%igen Erfolgsrate erzielt. Die Erfolge bei Tierhaut und -schuppen und Schimmelpilzsporen sind dagegen weniger gut. Auch die Durchführung einer Desensibilisierung beim Asthma bronchiale ist bisher ausschließlich für die Vorbeugung der schweren Insektengiftallergien uneingeschränkt anerkannt. Die Wirkung einer erfolgreichen Hyposensibilisierung ist allerdings nicht unbegrenzt. Vielmehr muss mit einem Nachlassen der Wirkung nach drei bis bestenfalls fünf Jahren gerechnet werden. Trotzdem sollte man es auf einen Behandlungsversuch ankommen lassen, sofern sich die Grundvoraussetzungen hierfür erfüllen (siehe unten).

> **TIPP**
>
> Fragen Sie Ihren Arzt, ob Sie für eine Hyposensibilisierung in Betracht kommt.

Als Nachteile einer Desensibilisierung werden u. a.

- der große Zeitaufwand, denn die Behandlung erfolgt über einen mehrjährigen Zeitraum (drei bis fünf Jahre), und Unterbrechungen gefährden den Therapieerfolg, und
- die Möglichkeit ernster Nebenwirkungen (anaphylaktischer Schock, Asthmaattacke)

angeführt. Aus diesem Grunde sollte eine Hyposensibilisierung ausnahmslos von erfahrenen Allergologen durchgeführt werden, die über entsprechend ausgebildetes Personal verfügen und auf Notfälle jederzeit vorbereitet sind. Somit ist gerade die Einleitung der Therapie unter stationären Bedingungen zu erwägen. Ihr Arzt wird Sie hierzu beraten.

CHECKLISTE 7

Wann kommt eine Allergieimpfung für Sie in Frage?

☑ Wenn eine Vermeidung des Allergenkontaktes nicht möglich ist (z. B. gegenüber Pollen oder Hausstaubmilben),

☑ wenn die Symptome während des ganzen oder den größten Teil des Jahres fortbestehen,

☑ wenn die Beschwerden tatsächlich durch eine allergische (IgE vermittelte) Sensibilisierung (nach Hauttest und Laboruntersuchung) ausgelöst werden,

☑ wenn eine eindeutige Beziehung zwischen den Beschwerden und dem Kontakt mit einem Allergen besteht,

☑ wenn die Beschwerden sich nicht durch eine andere Behandlung ausreichend bessern lassen,

☑ wenn der Allergenkontakt zu einer schweren bzw. lebensbedrohlichen Reaktion (Bienen- und Wespengiftallergien) führt,

☑ wenn ein standardisierter bzw. hochwertiger Allergenextrakt für das bei Ihnen zur Behandlung erforderliche Allergen zur Verfügung steht und

☑ wenn die Wirksamkeit der Hyposensibilisierung mit dem für Sie in Frage kommenden Allergen durch Studien auch zweifelsfrei nachgewiesen wurde.

8 Die medikamentöse Behandlung Ihres Asthmas

Bevor Sie sich mit den Asthmamedikamenten selbst beschäftigen, sollten Sie sich zunächst einige grundsätzliche Fragen zur Behandlung beantworten: warum Asthma überhaupt behandelt werden muss, wann eine Therapie sinnvoll ist und was die Ziele einer Behandlung sind.

8.1 Warum muss Asthma behandelt werden?

Die moderne Asthmatherapie verfolgt mehrere Ziele. Im Vordergrund steht die Vermeidung von Asthmaanfällen, damit der Patient ein Leben ohne Einschränkungen führen kann. Was viele Betroffene nicht wissen: Asthma ist eine dauerhafte Entzündung der Bronchien, in deren Folge es immer häufiger zu Asthmaattacken mit Verengung der Luftwege kommt, wenn Sie unbehandelt bleiben. Daher gehört zu den Zielen des Asthmas, neben der Behandlung von akut auftretenden Symptomen, auch und vor allem die Ursache der Symptome anzugehen. Dies ist die Atemwegsentzündung. Sie bildet die Ursache allen Übels, die anhaltende Entzündung muss entschieden bekämpft werden. Denn geschieht das nicht, kann die Erkrankung im Laufe der Zeit von einer leichteren in eine schwerere oder sogar eine ganz schwere Form übergehen. Die Entzündungsreaktion verursacht dann einen allmählichen Umbau der Atemwege. Die dabei entstehenden Narben machen die Atemwege steif und beeinträchtigen auf diesem Wege dauerhaft deren Funktion. Die Folgen sind immer schwerere Symptome und immer häufigere Anfälle. Am bedrohlichsten dabei ist jedoch, dass die starken Symptome sich dann nicht mehr richtig mit den zur Verfügung stehenden Medikamente behandeln lassen, sodass diese in immer höherer Dosierung und immer häufiger eingenommen werden müssen. Im Extremfall bleiben schließlich trotz aller Medikamente die Beschwerden weiter bestehen.

Spätestens zu diesem Zeitpunkt wird es schlimm für Sie: An Arbeit und Beruf ist nicht mehr zu denken. Sie kämpfen den ganzen Tag einen einzigen

Kampf: *den Kampf um Luft.* Darüber hinaus bleibt nicht mehr viel vom Leben übrig. Die Konsequenzen für Ihre Lebensqualität, aber auch für Ihre Familie, Angehörigen und Freunde sind enorm. Davon abgesehen, besteht besonders bei dieser schwersten Asthmaform eine erhöhte Gefahr, daran zu sterben. Diese Gefahr gilt jetzt für Sie!

> **MERKE**
>
> Eine frühzeitige und regelmäßige Behandlung schützt vor der zunehmenden Verschlechterung Ihres Asthmas und vermindert die Gefahr, an Asthma zu versterben.

Um diesen dramatischen Verlauf zu verhindern, müssen Sie Ihr Asthma so früh und so konsequent wie möglich behandeln. Das gilt insbesondere, wenn Sie bereits regelmäßige Beschwerden haben (Schweregrad II, siehe weiter unten). Spätestens dann reicht es nicht mehr aus, Medikamente nur beim akuten Anfall zu nehmen. In diesen Fällen müssen Sie die Behandlung auch in Phasen ohne Beschwerden fortführen. Das ist die einzige Chance, wie Sie trotz Asthma Ihr Leben ohne größere Einschränkungen weiter genießen können.

8.2 Warum sollten bereits Kinder mit Asthma behandelt werden?

Der gerade dargestellte, dramatische Verlauf eines nicht oder nicht ausreichend behandelten Asthmas gilt für Erwachsene, besonders aber für Kinder. Auch das Asthma im Kindesalter geht auf eine anhaltende Entzündung der Luftwege zurück. Bei einem Kind mit mehrmals wöchentlich und auch nächtlichen auftretenden Symptomen ist als erste Wahl eine Therapie mit inhalativen Kortikosteroiden erforderlich (Empfehlungen der Deutschen Atemwegsliga 2005). Nur kortisonhaltige Sprays bremsen die Entzündung und somit auch den Atemwegsumbau. Sie hemmen die Schwellung und Entzündung der Bronchialschleimhaut und verbessern die Wirkungen der bronchienerweiternden Medikamente.

Wenn es eine Möglichkeit gibt, die beschleunigte Verschlechterung der Lungenfunktion aufzuhalten, dann ist es die Behandlung mit inhalativem Kortison!

Immerhin geht es um das vordringliche Ziel, Dauer- und Spätschäden seines Kindes durch die richtige Behandlung zu vermeiden. Die Haltung einzelner Eltern, die eine Behandlung mit inhalativem Kortison – aus ideologischen oder sonstigen Gründen – ihren Kindern vorenthalten, birgt erhebliche Gefahren und erhöht die Wahrscheinlichkeit eines schweren Asthmas ihres Kindes in späteren Lebensabschnitten. Diese Aussage wird durch zahlreiche Studien belegt, die die Bedeutung genau dieser Behandlung mit inhalativen Kortikosteroiden eindrücklich nachweisen. Gegenüber dem erheblichen Nutzen werden unerwünschte Wirkungen inhalativer Kortikosteroide meist überschätzt (z.B. Kortisonangst). Diese sind vernachlässigbar gering, da mit modernen Präparaten nur minimale Mengen in die Blutbahn gelangen, die sofort abgebaut und ausgeschieden werden.

> **MERKE**
>
> Inhalative Kortisonpräparate sind auch bei Kindern die wirkungsvollsten Medikamente gegen ein Fortschreiten des Asthmas. Mit unerwünschten Nebenwirkungen ist bei den heute zur Verfügung stehenden Medikamente nicht zu rechnen.

Weitere Informationen zu diesem Thema finden Sie auf der Website: www.luft-zum-leben.de (unter der Rubrik »Behandlung«).

8.3 Asthmamedikamente – wann muss ich behandelt werden?

Grundsätzlich gelten alle Formen und Schweregrade des Asthmas als behandlungsbedürftig, auch wenn Sie sich von der Erkrankung nur wenig beeinträchtigt fühlen. Aber bedenken Sie bitte: Was nicht ist, kann ja noch werden! Ein Fortschreiten der Erkrankung ebenso wie Folgekrankheiten lassen sich nur verhindern, wenn eine konsequente Behandlung durchgeführt wird. Je früher diese Maßnahmen einsetzen, desto größer ist deren Erfolg.

Zur Orientierung sind nachfolgend die wichtigsten Kriterien aufgeführt, die eine medikamentöse Asthmatherapie unbedingt erforderlich machen:
- wenn asthmatische Beschwerden (z.B. wiederkehrende Atemnot, Hustenanfälle) auftreten (auch wenn diese nur selten vorkommen, z.B. nur einmal wöchentlich),
- wenn Atemnotanfälle (Exazerbationen) zunehmend häufiger auftreten,
- wenn Ihre körperliche Belastbarkeit durch Hustenanfälle oder Luftknappheit eingeschränkt ist,

- wenn Sie alltägliche Anforderungen (körperlich oder seelisch) aufgrund asthmatischer Beschwerden nicht mehr bewältigen können oder
- wenn Ihr Nachtschlaf durch Atemnot oder Hustenanfälle gestört ist.

Trifft nur eine dieser Feststellungen auf Sie zu, greifen Sie bitte unverzüglich zum Telefon, und vereinbaren Sie einen zeitnahen Termin bei einem Lungenfacharzt. Das könnte Ihr Leben retten!

8.4 Behandlungsziele – was darf ich von der Asthmatherapie erwarten?

Es ist aus folgenden Gründen sinnvoll, sich selbst ein Bild von den durch die Asthmabehandlung erreichbaren Verbesserungen Ihres Gesundheitszustandes zu machen:

- Sie sind vorbereitet auf das, was durch die Behandlung tatsächlich möglich ist.
- Ihre Erwartungen sind dadurch nicht zu hoch, aber auch nicht zu niedrig.
- Sie bekommen ein besseres Verständnis für die Zeit, die erforderlich ist, bis sich die Wirkung der Behandlung einstellt.
- Sie können die Veränderungen Ihres Gesundheitszustandes besser einordnen.
- Es wird Ihnen ermöglicht, selbst einzuschätzen, ob die Therapieziele erreicht wurden oder der Behandlungserfolg ausbleibt, was zu weiteren Überprüfungen der Diagnose führen sollte.

Zur Formulierung der Therapieziele muss Ihr Arzt natürlich Hilfestellung leisten. Also fragen Sie ihn einfach, in welchem Umfang er in Ihrem speziellen Fall durch die Behandlung eine Änderung bzw. Verbesserung des Asthmas für möglich hält.

Glücklicherweise erlauben die heute zur Verfügung stehenden Behandlungsmöglichkeiten in den meisten Fällen, das Ziel

- »einer völligen Beschwerdefreiheit« oder
- »minimaler Beschwerden ohne Einschränkung des alltäglichen Lebens und der Nachtruhe«.

Nur bei einigen wenigen schwersten Krankheitsformen (insbesondere Schweregrad IV) werden die Ziele mit den heutigen Mitteln nicht ganz erreicht. Aber auch dann sind Therapieziele sinnvoll, auch wenn diese weniger ehrgeizig ausfallen (z.B. »die meisten Tage ohne Beschwerden« usw.).

> **MERKE**
>
> Erarbeiten Sie gemeinsam mit Ihrem Lungenarzt die Ziele der Behandlung Ihres Asthmas.

Sollte Ihr Arzt nicht selbst darauf kommen, sprechen Sie ihn an, und bitten Sie ihn, die Therapieziele zu formulieren. Warum denn eigentlich nicht?

8.5 Einteilung der Asthmamedikamente nach ihrer Wirkung

Im Grunde genommen ist die Behandlung des Asthma bronchiale mit Medikamenten ziemlich einfach. So viele Medikamente gibt es nämlich nicht. Aber die Substanzen, die es gibt, sind sehr wirksam.

Sie haben lediglich die Wahl zwischen zwei Substanzklassen, die nach ihrer Wirkung unterteilt werden in

▌ gegen die Atemwegsentzündung gerichtete (oder so genannte »antientzündliche«) Medikamente und

▌ atemwegserweiternde (oder so genannte »antiobstruktive«) Medikamente.

Die »antientzündlichen Medikamente« greifen in die dem Asthma zugrunde liegenden entzündlichen Prozesse ein. Hierdurch werden die Schwere und der Verlauf des Asthmas günstig beeinflusst. Beachten Sie bitte, dass diese Medikamente keine sofortige Wirkung haben, sondern etwa zwei bis vier Wochen brauchen, um ihre Wirkung richtig zu entfalten. Ein maximaler Effekt wird sogar erst nach drei Monaten erreicht. Trotzdem bilden sie die Grundlage jeder Asthmabehandlung. Deshalb darf die Behandlung mit entzündungshemmenden Medikamenten (wie z.B. Kortison zur Inhalation) bei anhaltenden Beschwerden (ab Schweregrad II aufwärts) niemals ausgesetzt oder gar beendet werden. Auch dann nicht, wenn bei Ihnen die Beschwerden unter Therapie vollständig verschwunden sind.

In der täglichen Praxis erlebt man immer wieder, dass Asthmatiker großzügig das inhalative Kortison mit dem Argument absetzen, es würde ja gar nicht helfen. Nur das andere (bronchialerweiternde) Medikament führe wirklich zur Besserung der Beschwerden.

Das ist falsch! Auch wenn die Wirkung der bronchialerweiternden Medikamente sehr viel schneller eintritt als die von Kortikosteroiden und ein »Aha-Effekt« deshalb ausbleibt, drängt nur Kortison die für die Erkrankung verantwortlichen Entzündungsvorgänge zurück und sorgt so für eine stabilere Erkrankung, mit der Sie sehr viel besser leben können. Glauben Sie mir! Wenn nicht, überzeugen Sie sich selbst!

> **MERKE**
>
> Eine Asthmabehandlung nur mit bronchialerweiternden Medikamenten ohne entzündungshemmende Mittel ist also der sicherste Weg in den Asthmatod!

Im Gegensatz zu den antientzündlichen Substanzen beeinflussen die atemwegserweiternden Medikamente (Bronchodilatoren, wie z.B. Beta-2-Mimetika) nicht die Entzündung, sondern wirken direkt auf die Bronchialmuskulatur. Da ihre Wirkung alleine auf die Erweiterung der Atemwege ausgerichtet ist, können diese Substanzen eine antientzündliche Therapie nicht ersetzen. Die große Gefahr bei der Behandlung mit atemwegserweiternden Mitteln ist, dass diese Ihnen vorgaukelt, es gehe Ihnen gut und Sie hätten Ihr Asthma im Griff. Tatsächlich aber gärt die asthmatische Entzündung der Atemwege weiter und droht überzukochen. Nicht selten mit tödlichen Folgen!

> **MERKE**
>
> Die regelmäßige Kortisoninhalation bedeutet, Ihr Leben zu retten!

Das ist genau die Situation, in der die meisten Todesfälle durch Asthma auftreten. So wie beispielsweise bei der Epidemie von Asthmatodesfällen 1977 in Neuseeland. Eine neuere Untersuchung an mehr als 10 000 Asthmatikern hat sogar wissenschaftlich gezeigt, dass mit abnehmender Regelmäßigkeit der Kortisoninhalation die Wahrscheinlichkeit, an Asthma zu sterben, deutlich zunimmt.

8.6 Einteilung der Asthmamedikamente nach der Regelmäßigkeit ihrer Einnahme

Asthmamedikamente lassen sich auch nach der Regelmäßigkeit ihrer Einnahme unterteilen. Diese Einteilung ist insbesondere aus praktischen Gesichtspunkten sinnvoll, weil sie das Vergessen der Medikamente verhindert. Hiernach unterscheidet man also

- *Dauermedikamente* (Langzeitmedikamente oder *»Controller«*) und
- *Bedarfsmedikamente* (Kurzzeitmedikamente oder *»Reliefer«*).

Als Dauermedikamente zur Asthmabehandlung gelten die Substanzen, die einmal oder zweimal täglich regelmäßig entweder morgens und/oder abends einzunehmen sind. Besonders wichtig ist, dass die Einnahme der Medikamente unabhängig von den jeweiligen Beschwerden erfolgen muss. So zum Beispiel dann, wenn es Ihnen gut geht. Zu den Dauermedikamenten gehören inhalative Glukokortikoide, Theophyllin oder langwirksame Beta-2-Mimetika (siehe unten).

Um sicherzustellen, dass die Dauermedikamente auch wirklich regelmäßig eingenommen werden und nicht dem Vergessen anheim fallen, sollten Sie diese an einem Ort aufbewahren, an dem Sie garantiert täglich vorbeimüssen. Ein Beispiel hierfür bildet die Aufbewahrung in unmittelbarer Nachbarschaft zum Zahnputzbecher bzw. der Zahnbürste, denn diese benutzen Sie zumindest einmal morgens und abends. Da jeweils nach der Inhalation der Dauermedikamente ein Ausspülen des Mundes anzuraten ist, sollten Sie diese Medikamente jeweils vor dem Zähneputzen einnehmen.

Im Gegensatz zu den Dauermedikamenten kommen Bedarfsmedikamente nur beim Auftreten von Beschwerden zum Einsatz. Diese führen Sie deshalb stets mit sich (z. B. in der Hosentasche, in der Manteltasche oder in der Handtasche). Es handelt sich hier in erster Linie um die Substanzklasse der sog. kurzwirksamen Beta-2-Sympathikomimetika, die auch als »Notfall-« oder »Rettungsspray« bezeichnet werden.

Wenn Sie, wie ich, ein »vergesslicher Professor« sind, kann Folgendes helfen:

> **TIPP**
>
> Lassen Sie sich zwei oder drei dieser Bedarfssprays verschreiben, stecken Sie diese dann in alle Kleidungsstücke, mit denen Sie aus dem Haus gehen, und bewahren Sie ein Spray im Handschuhfach Ihres Autos auf (siehe auch Tabelle 12).

In den Tabellen 5, 6 und 7 sind die häufigsten antientzündlichen und bronchialerweiternden Dauermedikamente zur Langzeittherapie des Asthmas sowie die gebräuchlichsten Medikamentennamen aufgelistet.

Tab. 5: Entzündungshemmende (antientzündliche) Dauermedikamente zur Langzeittherapie des Asthmas. Diese bilden die Basis der Asthmabehandlung bei regelmäßigen Symptomen. Cromone werden nach den aktuellen Leitlinien der Deutschen Atemwegsliga (2005) nicht mehr zur Therapie des Asthmas von Erwachsenen empfohlen.

Entzündungs-hemmende Dauermedikamente	Medikamenten-klasse	Handelsname (Beispiele)	Einnahme (pro Tag)	Wirkdauer (Stunden)
Inhalatives Kortison (1. Generation)	Beclometason	Beclomed®, Junik® Autohaler, Sanasthmyl®, Ventolair®	Regelmäßig morgens *und* abends	6
Inhalatives Kortison (2. Generation)	Budesonid	Cyclocaps® Budesonid, Novopulmon®, Pumicort®	Regelmäßig morgens *und* abends	12
	Flunisolid	Inhacort® Dosieraerosol	Regelmäßig morgens *und* abends	12
	Fluticason	Atemur® N, Flutide®	Regelmäßig morgens *und* abends	12–24
	Mometason	Atmanex®	Regelmäßig morgens *und* abends	12–24
Inhalatives Kortison (3. Generation)	Ciclesonid	Alvesco®	Regelmäßig einmal am Tag morgens *oder* abends	24
Cromone*	Cromoglicinsäure	DNCG Mundipharma®, Intal® Dosier-aerosol, Cromoglicin® Dosieraerosol	Regelmäßig viermal gleichmäßig über den Tag verteilt	4–6
	Nedocromil	Tilade®	Regelmäßig viermal gleichmäßig über den Tag verteilt	4–6

Tab. 6: Atemwegserweiternde Dauermedikamente zur Langzeittherapie des Asthmas

Atemwegs-erweiternde Dauermedikamente	Medikamenten-klasse	Handelsname (Beispiele)	Einnahme (pro Tag)	Wirkdauer (Stunden)
Langwirkende Beta-2-Sympatho-mimetika	Formoterol	Foradil-P®-Kapseln Oxis®-Turbohaler	Regelmäßig morgens *und* abends	12
	Salmeterol	Aeromax® Diskus Serevent® Diskus	Regelmäßig morgens *und* abends	12
Leukotrienhemmer (Leukotrienrezeptor-antagonist, Antileukotriene)	Montelukast	Singulair®-Tabletten	Regelmäßig 1 Tablette morgens *oder* abends	24
Theophyllin (retardiert)	Theophyllin	Euphylong®, Bronchoretard®, Solosin®	Regelmäßig morgens *und* abends	12

Tab. 7: Atemwegserweiternde Bedarfsmedikamente bei plötzlich auftretenden Beschwerden (»Rettungstherapie«)

Atemwegs-erweiternde Bedarfsmedikamente	Medikamenten-klasse	Handelsname (Beispiele)	Einnahme (pro Tag)	Wirkdauer (Stunden)
Kurzwirkende Beta-2-Sympathomimetika (Rettungsspray)	Salbutamol	Sultanol® Rotadisk, Cyclocaps® Salbutamol	Jeweils bei Symptomen (bei Bedarf) 2 Hub	4–6
	Fenoterol	Berotec®	Jeweils bei Symptomen (bei Bedarf) 2 Hub	4–6
	Terbutalin	Bricanyl®	Jeweils bei Symptomen (bei Bedarf) 2 Hub	4–6

8.7 Einteilung des Asthmas nach seiner Schwere

Wann und in welcher Kombination die Dauer- und Bedarfsmedikamente eingesetzt werden, hängt entscheidend vom Schweregrad der Erkrankung ab. Wie bei jeder anderen Krankheit reicht die Ausprägung des Asthmas von kaum merkbaren Formen bis hin zu Formen, die ständig und unablässig Leiden verursachen. Um dieses Spektrum übersichtlicher zu gestalten, bedarf es einer Einteilung des Asthmas in verschiedene Schweregrade.

> **MERKE**
>
> Die Schwere des Asthmas bestimmt auch die Zahl der zur Behandlung erforderlichen Medikamente.

Um die beste, heute zur Verfügung stehende Behandlung für jeden Arzt ersichtlich zu machen, hat die *Deutsche Atemwegsliga* Empfehlungen zu Einteilung und Behandlung des Asthma bronchiale veröffentlicht. Grundlage der Therapie ist eine Einteilung in vier Schweregrade nach (1) den Beschwerden am Tag und (2) in der Nacht, (3) der Anzahl von Anfällen, (4) der Beeinträchtigung der alltäglichen Tätigkeiten und (5) des PEF-Wertes bzw. (6) seiner Schwankungen. Anhand der nachstehenden Tabelle 8 können Sie selbst den für Sie zutreffenden Schweregrad ermitteln.

Die Ermittlung des Schweregrades Ihres Asthmas erfolgt natürlich durch Ihren Arzt. Trotzdem ist es sinnvoll, dass Sie sich ein eigenes Bild von der Ernsthaftigkeit Ihrer Erkrankung machen. Das hilft, ein Gefühl dafür zu entwickeln, wann etwas nicht in Ordnung ist und wann geeignete Maßnahmen ergriffen werden müssen. Für die einzelnen Schweregrade wurde auch eine Bezeichnung gefunden, die die Form auch mit Worten beschreibt:

Schweregrad I = »wiederkehrendes, nichtdauernd bestehendes Asthma«,

Schweregrad II = »anhaltendes leichtes Asthma«

Schweregrad III = »anhaltendes mittelschweres Asthma«

Schweregrad IV = »anhaltendes schweres Asthma«

Ist der Schweregrad ermittelt, gilt es, die hierfür empfohlene Behandlung einzuleiten. Dazu hat die *Deutsche Atemwegsliga* die in der nachfolgenden Tabelle 9 festgehaltenen aktuellen Empfehlungen gegeben. In der Tabelle sind nur die Medikamentenklassen aufgeführt, weil es einfach zu viele

Tab. 8: Kriterien zur Schweregradbewertung Ihres Asthmas

Kriterien	Schweregrad I wiederkehrendes Asthma	Schweregrad II geringgradig anhaltendes Asthma	Schweregrad III mittelgradig anhaltendes Asthma	Schweregrad IV schwergradig anhaltendes Asthma
Beschwerden am Tag	weniger als 2x pro Woche	mehr als 2x pro Woche	1x pro Tag	mehrfach am Tag (ständig)
Asthmaanfälle (Exazerbationen)	sehr selten und von kurzer Dauer	selten und gut behandelbar	häufiger, schwerer zu behandeln (Krankenhaus, Notarzt)	häufige Anfälle, meist Notarzt erforderlich oder sogar Krankenhaus- aufenthalt
Beschwerden in der Nacht[1]	weniger als 2x pro Monat	bis zu 2x pro Monat	bis zu 1x pro Woche	in den meisten Nächten
Aktivität im Alltag	nicht beeinträchtigt	kaum beeinträchtigt	immer wieder beeinträchtigt	ständig beeinträchtigt
PEF-Wert[2]	größer als 80 %	größer als 80 %	zwischen 60 und 80 %	kleiner als 60 %
PEF-Wert Unregelmäßigkeit[3]	weniger als 20 %	zwischen 20 und 30 %	größer als 30 %	größer als 30 %

[1]) Durch Asthma gestörte Nachtruhe (ein oder mehrere Male pro Nacht)
[2]) Zu der Ermittlung und Bewertung der PEF-Werte siehe Abschnitt 10.3
[3]) Zwischen morgens und abends und im Verlauf von mehreren Tagen stark schwankende PEF-Werte

Medikamente in jeder dieser Klassen gibt. Die einzelnen Medikamente mit den gebräuchlichsten Handelsnamen können Sie aber sehr leicht den Tabellen 5, 6 und 7 auf den vorangegangenen Seiten entnehmen.

Für Kinder und Jugendliche gelten folgende Empfehlungen (siehe Tabelle 10).

Tab. 9: Nach dem Schweregrad gestaffelte Behandlung des Asthmas im Erwachsenenalter (Deutsche Atemwegsliga, 2005)

Medikamentenklasse	Schweregrad I wiederkehrendes Asthma	Schweregrad II geringgradig anhaltendes Asthma	Schweregrad III mittelgradig anhaltendes Asthma	Schweregrad IV schwergradig anhaltendes Asthma
Bedarfs-medikament	kurzwirksames Beta-2-Mimetikum	kurzwirksames Beta-2-Mimetikum *und*	kurzwirksames Beta-2-Mimetikum *und*	kurzwirksames Beta-2-Mimetikum *und*
Dauer-medikament der 1. Wahl		inhalatives Kortison (niedrig dosiert)	inhalatives Kortison (mittlere Dosierung) *und*	inhalatives Kortison (hoch dosiert) *und*
Dauer-medikament der 2. Wahl			langwirksames Beta-2-Mimetikum *und/oder*	langwirksames Beta-2-Mimetikum *und*
Dauer-medikament der 3. Wahl			Leukotrien-hemmer *und/oder*	Leukotrien-hemmer *und*
Dauer-medikament der 4. Wahl			retardiertes Theophyllin *und*	retardiertes Theophyllin *und*
Dauer-medikament der 5. Wahl			retardiertes orales Beta-2-Mimetikum	retardiertes orales Beta-2-Mimetikum *und*
Dauer-medikament der 6. Wahl				Kortison-Tabletten

Tab. 10: Nach dem Schweregrad gestaffelte Behandlung des Asthmas im Kindes- und Jugendalter (Deutsche Atemwegsliga, 2005)

Medikamenten-klasse	Schweregrad I wiederkehrendes Asthma	Schweregrad II geringgradig anhaltendes Asthma	Schweregrad III mittelgradig anhaltendes Asthma	Schweregrad IV schwergradig anhaltendes Asthma
Bedarfs-medikament	kurzwirksames Beta-2-Mimetikum	kurzwirksames Beta-2-Mimetikum *und*	kurzwirksames Beta-2-Mimetikum *und*	kurzwirksames Beta-2-Mimetikum *und*
Dauer-medikament der 1. Wahl		inhalatives Kortison (niedrig dosiert)	inhalatives Kortison (mittlere Dosierung) *und*	inhalatives Kortison (hoch dosiert) *und*
Dauer-medikament der 2. Wahl			langwirksames Beta-2-Mimetikum *und/oder*	langwirksames Beta-2-Mimetikum *und*
Dauer-medikament der 3. Wahl			Leukotrien-hemmer *und/oder*	Leukotrien-hemmer *und*
Dauer-medikament der 4. Wahl			retardiertes Theophyllin *und*	retardiertes Theophyllin *und*
Dauer-medikament der 5. Wahl			retardiertes orales Beta-2-Mimetikum	retardiertes orales Beta-2-Mimetikum *und*
Dauer-medikament der 6. Wahl				Kortison-Tabletten

8.8 Die Grundregeln der Asthmabehandlung mit Medikamenten

Das war jetzt alles sehr schematisch. Aber dieses Vorgehen staffelt den Umfang der Behandlung je nach den vorliegenden Beschwerden und verhindert so eine Über- bzw. Unterbehandlung. Vor allem aber schafft diese eine Orientierung für jeden Arzt und auch für den Betroffenen selbst. Schließlich betont es nur die Medikamente, die in Studien gezeigt haben, dass sie auch wirklich wirken, und lässt damit ganz bewusst die überall angebotenen, jedoch nach allen vorliegenden Untersuchungen beim Asthma nicht wirkenden, so genannten »alternativen Behandlungsmöglichkeiten« außer Acht.

Abgesehen von Einzelheiten, lassen sich aus der schematischen Darstellung der Asthmabehandlung einige grundlegende Behandlungsgrundsätze ableiten (siehe Checkliste 8).

Zur Erinnerung soll an dieser Stelle noch einmal die Zielsetzung der modernen Asthmabehandlung wiederholt werden:

> **MERKE**
>
> Ein ausreichend eingestelltes und kontrolliertes Asthma verursacht heute keine oder nur minimale Beschwerden und erlaubt Ihnen ein (weitgehend) normales und von Asthma nicht beeinträchtigtes Leben.

Dieses Ziel ist keinesfalls zu hoch gesteckt und für die meisten Asthmatiker mit Hilfe der nichtmedikamentösen (Tabellen 5, 6 und 7) und der medikamentösen Behandlung (Kapitel 7) absolut erreichbar. Ist Ihr Asthma nicht in dieser Weise kontrolliert, vereinbaren Sie einen Termin bei einem Lungenfacharzt, denn es kann Ihnen vermutlich geholfen werden.

CHECKLISTE 8

Regeln der Asthmabehandlung

☑ Das Bedarfsmedikament (Ihr Notfall- oder Rettungsspray) wird immer gegeben, ganz egal, welcher Asthmaschweregrad vorliegt.

☑ Bei der leichtesten Form des Asthmas (Schweregrad I oder »wiederkehrendes, nicht dauernd bestehendes Asthma«), bei der nur sehr selten Beschwerden auftreten, wird ausschließlich mit dem Notfall- oder Rettungsspray behandelt.

☑ Das für die Asthmabehandlung so wichtige entzündungshemmende Kortison kommt immer bei einem anhaltenden Asthma (Schweregrade II bis IV) zum Einsatz.

☑ Ab Schweregrad III (»anhaltend mittelschweres Asthma«) stehen dann drei weitere Medikamente zur Verfügung. In der Regel beginnt man mit dem langwirksamen Beta-2-Mimetikum, das bei vielen schon die Beschwerden weitgehend oder gar vollständig beseitigt. Erst wenn dieses Medikament nicht ausreicht, wird zusätzlich ein Leukotrienhemmer und/oder Theophyllin eingesetzt.

☑ Erst beim Schweregrad IV, wenn also alle anderen Medikamentenklassen immer noch nicht ausreichen, um Ihre Beschwerden zu beseitigen, wird eine Behandlung mit Kortisontabletten erforderlich. Glücklicherweise ist das aber nur selten erforderlich.

8.9 Beginn Ihrer Asthmatherapie – wie geht es eigentlich los?

Wie beginnt man denn nun mit der Medikamentenbehandlung des Asthmas? Zunächst bietet der Schweregrad eine grobe Orientierung, welche Medikamente grundsätzlich in Frage kommen. Jedoch auch dann gibt es zwei grundsätzlich unterschiedliche Einstiegsmöglichkeiten.

▍ **Der »Volle-Kanne«-Einstieg.** Hierbei werden alle einem Schweregrad zugeordneten Medikamente oder auch die für den nächsthöheren Schweregrad verfügbaren Medikamente eingesetzt. Erst wenn die Beschwerden »besiegt« sind, beginnt man, die Behandlung in kleinen Schritten allmählich zurückzunehmen. Bei nachfolgenden Kontrollen wird dann durch allmähliche Herabstufung der minimale Therapiebedarf ermittelt. Man nimmt hier eine medikamentöse »Überbehandlung« in Kauf. Der Vorteil dieser Form des Einstiegs in die Asthmabehandlung ist, dass Sie in kürzester Frist wirklich die Wirkung der Behandlung verspüren.

- **Der »Lahme-Ente«-Einstieg.** Die zweite Möglichkeit des Therapiebeginns ist, erst einmal mit einem oder zwei Medikamenten anzufangen. In den folgenden Wochen wird der tatsächliche Therapiebedarf je nach Beschwerden durch »Heraufstufung« einzelner Medikamente ermittelt. Man nimmt hiermit eine medikamentöse »Unterbehandlung« in Kauf. Der Nachteil dieser Herangehensweise ist, dass es einige Wochen dauern kann, bis eine Behandlung gefunden ist, die Sie beschwerdefrei macht. Die Gefahr dieses Ansatzes ist eine »Verzögerung« bis zum Eintritt der Wirkung, die nur zu leicht Zweifel an der Behandlung aufkommen lässt.

> **TIPP**
>
> Für die Einleitung der Asthmabehandlung ist es sinnvoller, zu Beginn mehr Medikamente als nötig einzunehmen und diese dann bei ausreichender Kontrolle des Asthmas (nach Erreichen des Therapieziels) auf das erforderliche Maß zurückzunehmen.

8.10 Wie passe ich die Asthmamedikamente meiner Krankheit an?

Nehmen wir einmal an, dass Sie in der Zwischenzeit für drei bis sechs Monate behandelt wurden und Sie sich wieder rundum wohl fühlen. Ihre Beschwerden sind fort, Sie können jede Nacht durchschlafen und auch wieder Sport ohne Luftnot und Hustenanfälle ausüben. Dann stellt sich die Frage, ob die Kontrolle über Ihre Erkrankung auch mit weniger Medikamenten möglich ist. Denn eine Überbehandlung ist nicht unbedingt sinnvoll. Diese Situation ist gar nicht so unwahrscheinlich. Denn wenn das Kortison erst einmal seine volle, entzündungshemmende Wirkung entfaltet hat, ist es durchaus denkbar, dass Sie auf anfangs noch erforderliche Medikamente verzichten können.

Grundsätzlich bestehen hierfür drei Möglichkeiten:

1. **Der Wechsel des Schweregrades III vor Therapie auf den Schweregrad II unter Behandlung.**

> **BEISPIEL**
>
> Bei Therapiebeginn waren Sie auf eine Behandlung mit inhalativem Kortison (anti-entzündlich) und einem langwirksamen Beta-2-Mimetikum (Atemwegs-erweiternd) angewiesen. Die Behandlung mit Kortison hat in der Zwischenzeit die Atemwegsentzündung so stark zurückgedrängt, dass Sie nicht mehr auf das langwirksame bronchialerweiternde Medikament angewiesen sind.

2. **Der Wechsel des Schweregrades IV vor Therapie auf Schweregrad III unter Behandlung.**

> **BEISPIEL**
>
> Es ist denkbar, dass die Beschwerden Ihres Asthmas vor Therapiebeginn so-gar eine Behandlung mit Kortisontabletten erforderlich machten. Nachdem nun aber die Wirkung aller Medikamente greift, sind Sie in der Lage, ohne Ein-schränkung die Kortisondosis allmählich zurückzunehmen und die Tabletten sogar ganz abzusetzen.

3. **Die Verminderung der Zahl an Medikamenten innerhalb des Schweregrades III.**

> **BEISPIEL**
>
> Bei Therapiebeginn waren Sie auf eine Behandlung mit inhalativem Kortison (anti-entzündlich) und allen anderen beim Schweregrad III erforderlichen Me-dikamenten (langwirksame Beta-2-Mimetika, Leukotrienhemmer, Theophyl-lin, alle Atemwegs-erweiternd) angewiesen. Nach der Einleitungsphase und der Wirkung des inhalativen Kortisons ist es möglich, dass das Theophyllin oder der Leukotrienhemmer (Montelukast) oder beide Medikamente abge-setzt werden können, ohne dass Ihre Beschwerden wieder auftreten.

Sie sehen also, dass eine ständige Anpassung der Behandlung möglich ist. Auch hierfür ist Ihre Mitarbeit erforderlich.

> **MERKE**
>
> Asthma ist immer im Fluss und wird einmal schlechter und das andere Mal besser. Deshalb sollte durch regelmäßige eigene und durch ärztliche Kontrollen die Behandlung der Aktivität Ihrer Erkrankung angepasst werden. Dabei gilt der Grundsatz, die niedrigstmögliche Behandlung zu suchen, bei der noch Beschwerdefreiheit möglich ist.

8.11 Gibt es eine sinnvolle Medikamentenkombination für die Asthmabehandlung?

Fortschritte lassen sich also nicht nur durch die Entwicklung neuer Medikamente erzielen, sondern auch durch die sinnvolle Kombination von bereits erprobten Substanzen. Wie gerade im Beispiel 3 dargestellt, würde nach der Einleitungsphase eine Behandlung nur noch aus einem inhalativem Kortison mit einem langwirksamen Beta-2-Mimetikum als Dauermedikament bestehen. Tatsächlich handelt es sich hierbei um zwei sehr wirkungsvolle Medikamente. Seit zwei Jahren stehen nun zwei Medikamente in einer festen Kombination für die Behandlung des Asthmas zur Verfügung. Das sind:

Handelsname		inhalatives Kortison		langwirksames Beta-2-Mimetikum
Viani®	=	Fluticason	+	Salmeterol
Synbicort®	=	Budesonid	+	Formoterol

Die Vorteile einer solchen Kombination liegen auf der Hand:
- Die Behandlung wird vereinfacht, denn statt zwei Inhalationen reicht nun eine einzige.
- Die Zuverlässigkeit, mit der die Medikamente eingenommen werden (die sog. »Compliance«), wird verbessert und
- der schwerwiegendste Fehler einer Asthmatherapie vieler nicht ausreichend aufgeklärter Asthmatiker, nämlich das so wichtige entzündungshemmende inhalative Kortison wegzulassen, wird auf diese Weise sicher vermieden.

8.12 Beurteilung des Asthmas nach der Häufigkeit des Medikamentenbedarfs

Oben wurde auf die Beurteilung der Schwere Ihres Asthmas auf der Grundlage von (1) Beschwerden, (2) der Beeinträchtigung Ihrer Aktivität und (3) der PEF-Werte eingegangen. An dieser Stelle soll aufgezeigt werden, dass Ihnen auch die Häufigkeit der Einnahme Ihres Bedarfsmedikaments (»Rettungsspray«) Hinweise auf die Aktivität Ihrer Erkrankung gibt. Das kann in dreierlei Hinsicht der Fall sein:

1. Als Hinweis für eine nicht ausreichende Dauertherapie

Sie wissen selbst nur zu gut, dass die Häufigkeit der Beschwerden am Tag und in der Nacht ganz wesentlich die Häufigkeit bestimmt, mit der Sie Ihr Rettungsspray zur Hand nehmen (siehe oben). Das ist so weit klar. Sie wissen auch, dass Sie Ihr »Rettungsspray« (kurzwirksames Beta-2-Mimetikum) nicht oder nur selten wirklich brauchen, sofern Ihr Asthma mit Dauermedikamenten gut eingestellt ist. Deshalb gilt:

> **MERKE**
>
> Wenn Sie Ihr bei Bedarf einzunehmendes »Rettungsspray« nicht oder nur einmal pro Tag/Nacht einnehmen müssen, ist das auch ein Maß für die Stabilität Ihrer Erkrankung und für die richtige Behandlung mit Dauermedikamenten.

Im umgekehrten Fall, wenn die Zahl der Anwendungen dieses Medikaments diesen Richtwert übersteigt, entweder ständig oder über mehrere Tage zunimmt, dann stimmt etwas mit Ihrer Dauermedikation nicht.

> **MERKE**
>
> Sollten Sie Ihr »Rettungsspray« mehr als zweimal innerhalb von 24 Stunden benutzen, ist dies ein Fingerzeig dafür, dass die Behandlung mit den Dauermedikamenten für die aktuelle Schwere Ihres Asthmas nicht oder nicht mehr ausreicht.

Mit anderen Worten, die regelmäßig anzuwendenden Dauermedikamente müssen in diesem Fall so angepasst werden, dass Sie Ihr Bedarfsspray gar nicht mehr benötigen.

2. Als Hinweis für eine sich anbahnende Infektion

Es kommt allerdings auch vor, dass Sie seit längerem gut mit Ihren Medikamenten eingestellt sind und innerhalb von zwei bis drei Tagen bemerken, dass Sie Ihr Bedarfsspray auffallend häufiger benutzen müssen.

> **MERKE**
>
> Der über einige Tage zunehmende Bedarf Ihres Bedarfssprays ist ein Warnsignal!

Folgende Ursachen können für diese Entwicklung verantwortlich sein:

- **Ihre Erkrankung nimmt allmählich an Schwere zu.** Das ist jedoch eher selten der Fall und schon gar nicht bei einem überschaubaren Zeitraum von wenigen Tagen. Deshalb scheidet diese Ursache in der Regel aus.
- **Es besteht ein erhöhter Kontakt zu einem der Ihr Asthmaverursachenden Auslöser.** Diese Möglichkeit besteht z. B. im Frühsommer, wenn die ersten Pollen in die Luft gewirbelt werden und Sie auf eines dieser Allergene reagieren. In diesem Fall ist es ratsam, die Dauermedikamente für diese kritische Zeit schrittweise aufzustocken. Dabei muss es das Ziel sein, die Häufigkeit des Bedarfs an Ihrem Rettungsspray auf ein Minimum herabzusetzen.
- **Eine Infektion der Atemwege bahnt sich an.** Diese dritte Ursache eines zunehmenden Bedarfs an Rettungsspray ist gleichzeitig auch die häufigste und somit wahrscheinlichste. Sie bemerken meist ein allgemeines Unwohlsein, fühlen sich schlapp und klagen über Knochenschmerzen. Durch die sich entwickelnde Infektion (z. B. eine Erkältung) in Ihren Atemwegen wird das durch die Asthmabehandlung gewonnene Gleichgewicht gestört, sodass die Beschwerden wieder zunehmen. Dann müssen Sie reagieren, indem Sie Ihre Behandlung mit Dauermedikamenten steigern oder ggf. auch für einige

> **MERKE**
>
> Die Häufigkeit des von Ihnen eingesetzten Bedarfssprays gibt Ihnen einen Hinweis auf die Krankheitsaktivität.

Tage (z. B. fünf Tage) Kortisontabletten einnehmen. Haben Sie einen grünlich bis gelblich gefärbten Auswurf, ist darüber hinaus eine Behandlung mit einem Antibiotikum angezeigt.

3. Der vorbeugende Einsatz des Bedarfssprays

An dieser Stelle soll nicht unerwähnt bleiben, dass die Behandlung mit kurz-wirksamen Beta-2-Mimetika, also mit dem bei Bedarf einzunehmenden »Rettungsspray«, auch prophylaktisch zur Vermeidung von Beschwerden in besonderen Situationen zum Einsatz kommen kann.

Dieses Medikament ist nämlich in der Lage, Sie z. B. bei sportlichen Anstrengungen vor Atemnot und Husten zu schützen. Das gilt immer dann, wenn Sie trotz einer Dauermedikation (regelmäßig einzunehmende Medikamente, meist morgens und abends) bei sportlichen Aktivitäten Beschwerden haben. Hierzu nehmen Sie Ihr Rettungsspray (kurz-wirksames Beta-2-Mimetikum, wie z. B. Berotec®, Bricanyl® oder Sultanol®) 15 bis 20 Minuten vor der beabsichtigten sportlichen Betätigung ein.

Eine ganz andere, aber ebenfalls wirksame Möglichkeit besteht darin, eine Stunde vor der körperlichen Aktivität 1 Tablette zu 10 mg Singulair® (bei Kindern: 1 Tablette zu 5 mg Singulair® junior) einzunehmen. Nähere Informationen zu diesem Thema finden Sie im Abschnitt 2.11 *»Asthma und Sport«*.

9 Das Abc der Inhalations-behandlung

D as Inhalieren von Medikamenten mit dem Dosieraerosol ist nicht so einfach, wie man denkt, oder wie etwa das Schlucken einer Tablette. Aber es ist die wirkungsvollste und zugleich nebenwirkungsärmste Form der Behandlung.

Aufgrund dieser eleganten Behandlungsform hat die Zahl der verschiedenen Medikamente auf der einen Seite und unterschiedlichster Inhalationsgeräte auf der anderen Seite in den letzten Jahren enorm zugenommen, sodass es schwer fällt, die Übersicht zu behalten. Deshalb ist an dieser Stelle eine Übersicht über Vor- und Nachteile der einzelnen Gruppen sinnvoll. Welche ist die beste für Sie und Ihre Erkrankung? Wie wenden Sie die Inhalationsgeräte richtig an, um eine bestmögliche Wirkung zu erzielen? Was sind »Spacer«? Welche Rolle spielen Treibgase? Was sind Pulverinhalatoren? Auf diese Fragen soll nachfolgend näher eingegangen werden.

Voraus aber eine wichtige Feststellung:

> **MERKE**
>
> Mehr als 95 % aller Asthmatiker lassen sich allein mit Hilfe der Inhalationsmedikamente behandeln.

Grundsätzlich versteht man unter »Inhalation« einfach den Ihnen vertrauten Vorgang der ›Einatmung‹ oder des ›Luftholens‹, das Sie normalerweise ganz natürlich 16- bis 18-mal pro Minute vollziehen. Im Zusammenhang mit der Asthmabehandlung versteht man unter Inhalation das bewusste Einatmen eines antiasthmatischen Medikaments. Hierzu soll man nach völligem Ausatmen (»seine Lungen ausquetschen«) den Inhalator am Mund ansetzen und so tief wie möglich, kräftig, aber nicht hastig einatmen (»seine Lungen wie einen Ballon aufblasen«), bis es nicht mehr weitergeht. Der hierfür erforderliche Apparat wird entsprechend seiner Funktion als Inhalator bezeichnet. Es handelt sich also bei einem Inhalator um ein Gerät, mit dem Sie ein antiasthmatisches Medikament einatmen können.

9.1 Inhalieren – warum, weshalb, wieso?

Asthma ist eine Erkrankung der Atemwege. Daher macht es nun wirklich keinen Sinn, die Medikamente erst über den Magen-Darm-Trakt und das Blut in die Atemwege zu transportieren. Sie stimmen mir sicher zu, dass es viel vernünftiger ist, den Wirkstoff direkt vor Ort zu platzieren. Der Weg dazu ist die Inhalation oder – wie oben schon gesagt – das Einatmen der Medikamente mit einem gekonnten Atemmanöver. Darüber hinaus hat diese inhalative Behandlung einige nicht zu unterschätzende Vorteile. Zunächst beschleunigt diese Art der Verabreichung die Zeit zwischen der Einnahme bis zum Wirkungseintritt des Medikaments.

> **BEISPIEL**
>
> Ihr Notfallspray gelangt nach Einatmung direkt an die Muskulatur der Atemwege, sodass es innerhalb weniger Minuten zu wirken beginnt. Würden Sie ein entsprechendes Medikament als Tablette oral (d.h. über Magen und Darm) einnehmen, vergingen im besten Fall 30 Minuten, bevor Sie eine Wirkung bemerkten.

Der zweite wichtige Vorteil ist, dass man auf diesem Weg die den ganzen Körper betreffenden Nebenwirkungen vermindert, weil der Umweg des Medikaments über Körper und Blut vermieden wird, ein typisches Beispiel bildet die antientzündliche Behandlung mit Kortison. Während

> **MERKE**
>
> Es gibt keine sicherere Behandlungsform als die Einnahme eines Medikaments über die Lungen.

man früher für die Behandlung des Asthmas Kortisontabletten einnehmen musste, schafft man es heute sehr elegant, mit inhalativ verabreichbarem Kortison die asthmatische Entzündung zu unterdrücken, ohne dass vom Kortison andere Organe auch nur »berührt« werden.

> **MERKE**
>
> Mit der inhalativen Verabreichung platzieren Sie sozusagen das Medikament auf direktem Weg »vor Ort« in die Bronchien.

Das inhalierte Kortison erreicht direkt die Atemwege. Der kleinere Teil, der verschluckt wird, und in den Magen bzw. Kreislauf gelangt, wird bei den modernen Kortisonpräparaten bereits beim ersten Durchgang durch die Leber abgebaut, sodass die Nebenwirkungen vermieden werden können. Eine Belastung des Körpers durch

Kortison bleibt also mit den modernen Kortisonpräparaten zur Inhalation praktisch aus.

Durch die inhalative Verabreichung des Wirkstoffs, und das ist der dritte Vorteil, ist für die gewünschte Wirkung auch viel weniger Kortison erforderlich als durch eine Tablette. So beträgt die in den Körper gelangende Menge an inhalativem Kortison oft nur ein Bruchteil eines Milligramms (ein Tausendstel eines Gramms). Das entspricht einer Menge an Wirkstoff, die man gerade noch mit dem bloßen Auge wahrnehmen kann. Deshalb gilt:

> **MERKE**
>
> Es gibt keine rationalen Gründe, sich vor inhalativen Medikamenten zu fürchten.

9.2 Inhalatoren – welcher ist für Sie der richtige?

Durch Inhalation gelangt der aktive Wirkstoff am besten in die Bronchien und in die Lungen, wo er ja wirken soll. Hierfür stehen verschiedenste Inhalationsgeräte zur Verfügung, die sich im Aufbau, in der Handhabung, im Mechanismus der Wirkstofffreisetzung und im Grad des Wirkstofftransportes in die Lunge unterscheiden:

- Inhalationsgeräte, die selbst den Inhalationsdruck erzeugen (Dosieraerosole)
- Inhalationsgeräte, deren Funktion durch Ihren Einatemzug von Ihnen selbst ausgelöst wird (Pulverinhalatoren und Vernebler), wie z.B. den *Disk-Inhalator* oder *Turbohaler.*

Bei Pulverinhalatoren und Verneblern sorgt der eigene Atemzug als »Antrieb« für die Wirkstofffreisetzung. Der beim Einatmen von Ihnen selbst erzeugte Sog verwirbelt z.B. das in Pulverform vorliegende Medikament und befördert es mit der Luft in Ihre Lungen. Bei Dosieraerosolgeräten wird dagegen der Wirkstoff mit Hilfe eines Treibgases freigesetzt, den Sie dann beim tiefen Luftholen einatmen. Bei den so genannten Dosieraerosolen liegt das Medikament nicht als Pulver, sondern als *Aerosol* in gelöster Form vor. Dosieraerosole können entweder durch den Finger oder den Atemzug ausgelöst werden *(atemzugausgelöste Dosieraerosole).* Hierbei sorgt der beim Einatmen erzeugte Sog für das Auslösen des Freisetzungsmechanismus. Dadurch lassen sich Fehler bei der Koordination zwischen dem Sprühstoß und der Einatmung vermeiden.

Dosieraerosole

Treibgasaerosolgeräte bestehen aus einem Metallkanister, der die aktive Substanz in direkter Verbindung mit dem Treibgas enthält (Abbildung 7b). Mit FCKW betriebene Treibgasdosieraerosolgeräte werden aus Umweltschutzgründen heute nicht mehr verwendet und durch HFA-Treibgasdosieraerosolgeräte ersetzt. Das Medikament ist hier im Treibgas gelöst. Nach Aktivierung des Gerätes durch Druck auf den Boden wird eine bestimmte Menge der Lösung in Form einer Aerosolwolke freigesetzt. Das Treibgas verdunstet dabei unter Entzug von Wärme aus der Umgebung und lässt den Wirkstoff zurück.

Ein Druck auf den Treibgaswirkstoffbehälter setzt automatisch eine bestimmte Dosis, einen »Hub«, frei. Für die richtige, d. h. bestmögliche Inhalation bedarf es allerdings einer guten Abstimmung zwischen den Fingern zur Auslösung des Spraystoßes und dem eigenen Atemzug, damit der Wirkstoff auch möglichst vollständig dorthin gelangen kann, wo er hingehört, nämlich in die Lunge. Klappt das nicht – was nicht selten der Fall ist – bleibt praktisch alles im Mund und in den Rachenwänden hängen und wird verschluckt. Und in den Magen soll der Wirkstoff ja wirklich nicht!

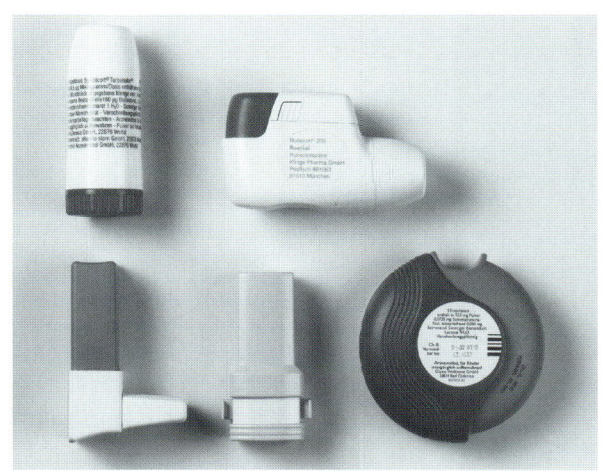 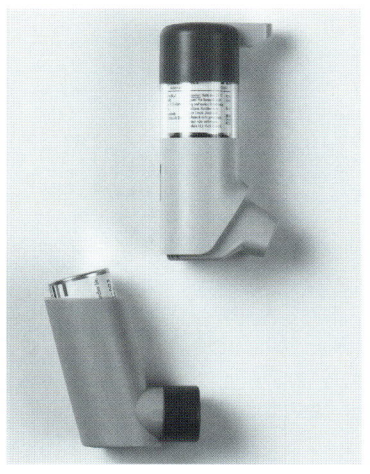

a   b

Abb. 7: Gebräuchliche Inhalatoren. a. Pulverinhalatoren von links nach rechts: Turbohaler, Novolizer (oben); Easyhaler, Aerolizer, Diskus (unten); b. Atemzugausgelöstes Treibgasdosieraerosol: Autohaler (oben); übliches handausgelöstesTreibgasdosieraerosol: Pulmicort (unten)

Bewertung. Treibgasdosieraerosolgeräte erfordern eine weitgehende Koordination des Patienten, von der bei Kindern, älteren Personen oder motorisch beeinträchtigten Menschen nicht immer ausgegangen werden kann. Diese Einschränkungen lassen sich durch den Einsatz von Inhalierhilfen, die so genannten Spacer, teilweise ausgleichen. Abbildung 8 zeigt ein solches handausgelöstes Gerät mit Spacer. Eine Alternative dazu bieten die atemzugausgelösten Treibgasdosieraerosolgeräte (Autohaler®, siehe Abb. 9). Bei Letzteren löst der nach Inhalation entstehende Fluss über eine zuvor gespannte Feder die Aerosolabgabe aus. Hierdurch wird sichergestellt, dass das Aerosol ausschließlich während einer Inspiration nach Erreichen eines bestimmten Inspirationsflusses freigegeben wird.

Handhabung. Dosieraerosolgeräte müssen unmittelbar vor Gebrauch geschüttelt werden. Außerdem müssen Dosieraerosole mit dem Mundstück nach unten und dem Medikamentenreservoir nach oben in gerader bzw. aufrechter Haltung benutzt werden. Mit anderen Worten, ein Inhalieren im Liegen ist nicht anzuraten. Vor der Anwendung sollten Sie zunächst tief und vollständig ausatmen und anschließend Ihre Lippen um das offenen Ende des Mundstückes schließen. Gleich nach Beginn einer langsamen und regelmäßigen maximalen Inspiration durch den Mund wird das Inhalationsgerät durch Druck auf den Boden aktiviert. Nachdem Sie vollständig und bis zum »Platzen« eingeatmet haben, sollten Sie die Luft über etwa zehn Sekunden anhalten, damit sich der aufgewirbelte Wirkstoff absetzen kann.

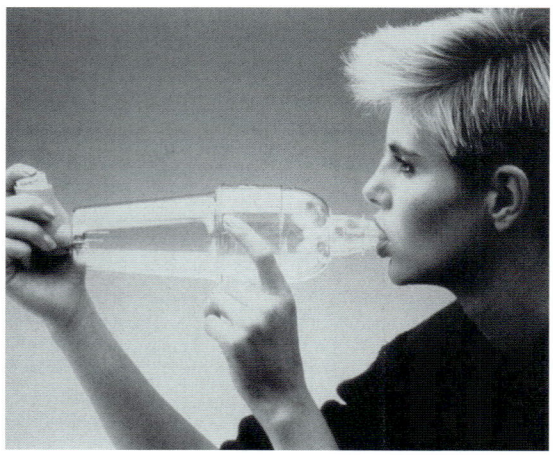

Abb. 8: Verwendung eines handausgelösten Treibgasdosieraerosols mit Inhalierhilfe

Es ist dabei wichtig, dass das Einatmen zeitgleich mit der Auslösung des Sprühstoßes erfolgt. Das Einatmen soll auch nicht zu hastig und nicht ruckartig, sondern möglichst ruhig, aber entschieden erfolgen, sonst bleibt ein großer Teil des Wirkstoffs in Mund und Rachen hängen.

Handausgelöste Dosieraerosolgeräte auf HFA-Basis erfordern eine gute Koordinationsfähigkeit des Patienten. Bei Kindern, älteren Menschen

> **MERKE**
> Lassen Sie sich die Technik von Ihrem Arzt zeigen.

und in ihrer Bewegung beeinträchtigten Erwachsenen sollten daher bevorzugt die atemzugausgelösten Treibgasdosieraerosolgeräte wie z. B. Autohaler® (siehe Abb. 9) zum Einsatz kommen.

Pulverinhalatoren

Bei der Pulverinhalation gelangt das Medikament in Form eines feinen Pulvers in die Bronchien. Dabei wird das Medikament mit einer entsprechenden Vorrichtung aus einer Kapsel oder einem Vorratsbehälter freigesetzt, durch den Luftstrom beim Einatmen verwirbelt und gleichzeitig inhaliert. Auf diese Weise ist eine Koordination zwischen Einatmen auf der einen Seite und Auslösen des Hubes auf der anderen wie beim Dosieraerosol nicht notwendig.

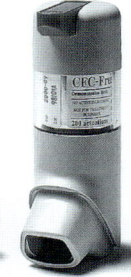

Abb. 9: Autohaler

Trockenpulverdosieraerosolgeräte

Bei diesen Inhalatoren wird die wirksame Substanz entweder als Einzelkapseldosis, Multirevolverkapsel oder in Multipulverreservoiren angeboten. Die verschiedenen Typen besitzen auch unterschiedliche Aktivierungsmechanismen. Deshalb ist es sinnvoll, sich streng an die Empfehlungen der Hersteller zu halten. Beim Turbohaler® wird die Basis (Dosierrad) des Gerätes zur Aktivierung bzw. Substanzfreisetzung aus dem Reservoir bis zum Anschlag hin- und rückrotiert (siehe Abb. 7a), während beim Diskus die Substanz durch Bewegen eines Hebels zur Inhalation freigesetzt wird.

Handhabung. Wie bei den Treibgasgeräten müssen Sie zunächst vollständig ausatmen. Dann umschließen Sie das offene Ende des Mundstückes mit den Lippen und beginnen mit einer kräftigen, tiefen Inhalation. Nach vollständiger Inspiration sollte die Luft für etwa zehn Sekunden angehalten werden, um eine Ablagerung des Wirkstoffes in den Atemwegen zu ermöglichen.

Bewertung. Alle Trockenpulverinhalatoren haben den Vorteil einer mehr oder weniger klaren Dosiseinnahmeanzeige. Auch liegt die Kombination eines langwirksamen Beta-2-Sympathomimetikums mit einem Kortikosteroid vor, wie sie im Symbicort® (Formoterol/Budesonid) und Viani® Diskhaler (Salmeterol/Fluticason) umgesetzt ist, was die Einnahme beider Medikamente vereinfacht. Für eine Freisetzung und Inhalation des Wirkstoffes sind eine gewisse Einatemstärke und eine vollständige, d. h. eine Ihnen maximal mögliche Einatmung erforderlich. Aus diesem Grunde sind Trockendosieraerosole für ältere Personen und Kinder meist nicht geeignet. Bei Kindern kann man davon ausgehen, dass erst ab dem achten Lebensjahr eine korrekte Handhabung der Pulverinhalatoren möglich ist.

Düsenvernebler

Ein Vernebler ist ein elektrisch betriebenes Gerät, das das Medikament gut in der Lunge verteilt. Die Inhalationslösung wird mit einem Gerät (Inhalationsapparat) fein vernebelt und über eine Gesichtsmaske oder ein Mundstück eingeatmet. Früher waren die dazu notwendigen Geräte sehr sperrig. Heute gibt es auch Inhalationsapparate, die so klein und handlich sind, dass sie sogar auf Reisen mitgenommen werden können. Insbesondere bei kleinen Kindern oder bei Älteren hat der Vernebler Vorteile gegenüber anderen Systemen.

Düsenvernebler basieren auf einem durch einen Kompressor erzeugten Luftstrom, der über das in Lösung befindliche Medikament strömt. Der Luftstrom zerstäubt die Flüssigkeit in kleine Partikel. Die auf diese Weise entstandene Lösungsmittel/Wirkstoff-Wolke wird von Ihnen über eine offene Maske oder ein Mundstück inhaliert.

Bedienung. Im Allgemeinen wird der Düsenvernebler mit 2 ml physiologischer Kochsalzlösung gefüllt, die die gewünschte Konzentration des zu inhalierenden Medikaments enthält (z. B. 8–12 Tropfen einer Medikamentenlösung). Ein Vorteil des Inhalationstyps ist, dass Sie bei der Inhalation nur ganz normal zu atmen brauchen, also keine vollständigen Ein- bzw. Ausatemmanöver vollführen müssen. Die Inhalation ist dann beendet, wenn die Flüssigkeit im Behälter aufgebraucht ist bzw. die Flüssigkeitswolke verschwindet. Die für die vollständige Verneblung hierbei benötigte Zeit beträgt zwischen sechs und acht Minuten. Während der Inhalation sollten Sie den Düsenvernebler stets aufrecht halten, damit das Lösungsmittel nicht ausläuft.

Bewertung. Der besondere Vorteil der Düsenvernebler liegt vor allem darin, dass diese Inhalationsform keine größeren Koordinationsanforderungen stellt und deshalb in jeder Altersstufe verwendet werden kann. Somit bietet sich die Düsenverneblung insbesondere für die Inhalationstherapie bei Kindern, älteren bzw. in ihrer Koordination beeinträchtigten Menschen an.

Ultraschallvernebler

Im Gegensatz zu den Düsenverneblern beruht bei diesem Gerätetyp die Verneblung auf Ultraschall, die durch eine hochfrequent vibrierende Metallscheibe in Verbindung mit dem im Behälter gelösten Medikament erzeugt wird. Die hierbei entstehende Flüssigkeitswirkstoffwolke wird von Ihnen über ein Mundstück eingeatmet.

Handhabung. Das eingesetzte Volumen des Lösungsmittels bzw. Medikaments entspricht dem bei Düsenverneblern (siehe oben). Sowohl bei Düsen- als auch Ultraschallverneblern sollten Sie ausschließlich über den Mund atmen (evtl. Nasenklemme). Außerdem sollten Sie dem Sauberhalten große Aufmerksamkeit schenken. Dabei müssen die nach jeder Anwendung zu reinigenden Teile trocken und abgedeckt aufbewahrt werden.

Bewertung. Der Ultraschallvernebler ist weniger gebräuchlich und hat den Nachteil, dass größere Wirkstoffe zerstört werden und daher mit dem Gerät nur bestimmte Wirkstoffe verabreicht werden können. Diese Geräte eignen sich jedoch zur intensiven Inhalation mit hoher Nebeldichte im Rahmen der Sekretlösung oder zum Anfeuchten der Schleimhaut. Meistens werden dazu isotone Salzlösungen (physiologische Kochsalzlösung, Emser Salz) oder 5- bis 10%iges N-Acetylcystein verwendet.

9.3 Inhalieren – wie mache ich es richtig?

Grundsätzlich ist es nützlich, vor der Einnahme eines Medikaments die beigefügte Information (sog. »Beipackzettel«) gründlich zu studieren. Das Gleiche gilt natürlich auch für ein Inhalationsmedikament. Hier finden Sie nicht nur die mit dem eigentlichen Wirkstoff verbundenen Effekte und Nebenwirkungen, sondern auch eine genaue Anleitung zur jeweils besten Inhalationstechnik. Diese kann von Medikament zu Medikament sehr verschieden sein. Trotzdem gibt es einige allgemein gültige Aspekte. So sollte

1. Kappe abschrauben.

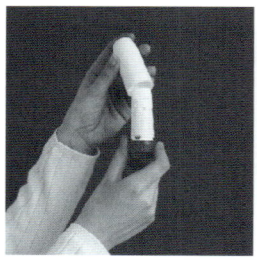

2. Das Gerät aufrecht halten und das Dosierrad vollständig hin- und zurückdrehen.

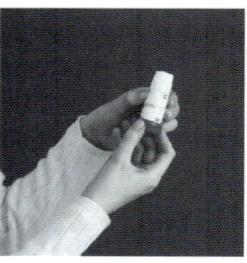

3. Ohne Gerät tief ausatmen.

4. Tief und kräftig durch den Turbohaler einatmen.

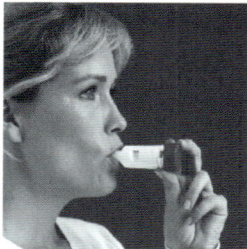

5. Kappe aufschrauben.

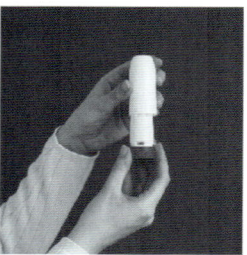

Abb. 10: Anwendung des Turbohalers (atemgesteuerter Pulverinhalator)

das Einatmen nicht zu hastig und nicht ruckartig, sondern möglichst ruhig, aber entschieden in einem zusammenhängenden Vorgang erfolgen, sonst bleibt der größte Teil des Wirkstoffs in Mund und Rachen hängen.

In der nachfolgenden Checkliste 9 sind die wichtigsten Vorgänge beim Inhalieren Schritt für Schritt dargestellt. Wie gesagt, lassen Sie sich die Technik von Ihrem Arzt ruhig einmal vormachen.

MERKE

Die Wirksamkeit des Medikaments hängt in erster Linie von der richtigen Inhalationstechnik ab.

CHECKLISTE 9

Die einzelnen Schritte der Inhalation (bei handausgelöstem Inhalator)

A. Vorbereitung des Inhalationsmedikaments

☑ Entfernen Sie die Schutzkappe vom Mundstück.

☑ Schütteln Sie das Spray kräftig durch einige rasche Handbewegungen.

☑ Halten Sie das Gerät aufrecht mit dem Mundstück nach unten.

B. Atemmanöver

☑ Atmen Sie ruhig und möglichst vollständig aus (atmen Sie dabei aber nicht in das Mundstück).

☑ Umschließen Sie das Mundstück mit den Lippen.

☑ Beginnen Sie mit einem tiefen Atemzug, und drücken Sie unmittelbar nach Beginn des Atemzugs fest auf den Wirkstoffbehälter.

☑ Nehmen Sie das Mundstück des Dosiergerätes aus dem Mund

☑ Halten Sie die Luft an, solange es geht, Ziel: 10 Sekunden (»10-Sekunden-Regel«).

☑ Atmen Sie die Luft langsam durch die Nase aus.

☑ Wiederholen Sie den Inhalationsvorgang so oft, wie es Ihr Arzt empfohlen hat.

☑ Setzen Sie schließlich die Schutzkappe auf das Mundstück.

10 Wie werden Sie Ihr eigener »Gesundheitsmanager«?

Es ist immer wieder angeklungen: Ihre Mitarbeit und Ihr Verständnis für »Asthma« sind der Schlüssel zur Behandlung dieser Erkrankung. Je aktiver Sie sich hieran beteiligen, desto besser für Ihre Gesundheit. Am besten ist es, wenn Sie Ihre Erkrankung wirklich selbst in die Hand nehmen und aktiv »managen«. Dazu gehört u. a., Warnsignale zu erkennen, mit Beschwerden in brenzligen Situationen richtig umzugehen und diese mit den Medikamenten in die richtige Bahn zu lenken. Nachfolgend finden Sie Anregungen, die Ihnen helfen können, zu Ihrem eigenen »Gesundheitsmanager« zu werden.

10.1 Warnzeichen eines drohenden Asthmaanfalls

Es gibt einige typische Warnzeichen und Veränderungen Ihres Befindens, die einem drohenden Anfall vorausgehen. Von besonderer Bedeutung ist, dass Sie diese Warnsignale erkennen.

Warnzeichen eines drohenden Asthmaanfalls!

- Sie wachen nachts mit Husten oder Kurzatmigkeit bzw. Luftnot auf.
- Sie bemerken verstärkte Luftnot beim Aufwachen am Morgen.
- Sie benötigen Ihr Rettungsspray (Beta-2-Mimetikum) häufiger als an den Tagen zuvor.
- Sie gewinnen den Eindruck, dass Ihr Rettungsspray nicht mehr so gut wirkt wie früher.
- Ihr Peak-Flow-Wert nimmt ab, und der Unterschied zwischen den Morgen- und den Abendwerten nimmt zu.
- Sie verspüren Luftnot bereits bei leichteren körperlichen Belastungen.
- Sie fühlen sich durch Ihre asthmatischen Beschwerden bei alltäglichen Aktivitäten beeinträchtigt.

Wenn Sie diese Warnzeichen bemerken, sollten Sie Ihren Hausarzt oder am besten Ihren Lungenfacharzt aufsuchen.

10.2 Wie vermeiden Sie Asthmaanfälle?

Ein wichtiges Ziel der Asthmatherapie ist es, möglichen drohenden Asthmaanfällen zuvorzukommen. Das gelingt nicht immer. Aber wenn Sie sich damit beschäftigen, wird es Ihnen immer häufiger gelingen. Wenn es dann wirklich zu einer Notfallsituation kommt, sollte bereits ein Notfallplan zur Verfügung stehen, der Ihnen Regeln an die Hand gibt, mit denen Sie der Situation begegnen können. Nachfolgend sind ›Zehn Regeln‹ zusammengestellt, die Ihnen dabei behilflich sein können, einem Asthmaanfall zuvorzukommen.

Regel Nr. 1
Nehmen Sie Ihre Asthmamedikamente ständig weiter ein, und zwar unabhängig von Ihrem aktuellen Befinden.

So einfach und banal das klingen mag:

> **MERKE**
>
> Die Kunst der Asthmabehandlung besteht vor allem darin, die von Ihrem Arzt verordneten Medikamente regelmäßig einzunehmen und die besprochenen Maßnahmen konsequent umzusetzen.

Und das gilt besonders und gerade dann, wenn es Ihnen gut geht und Ihnen die Welt zu Füßen zu liegen scheint.

Regel Nr. 2
Sie sollten lernen, einen Asthmaanfall so früh wie möglich wahrzunehmen, um die angemessenen Maßnahmen einzuleiten.
Es ist alarmierend, dass mehr als die Hälfte der ins Krankenhaus eingewiesenen Asthmatiker bereits eine Woche vor der Einweisung Beschwerden haben, aber nicht oder nur unangemessen darauf reagieren. Das darf Ihnen nicht passieren. Sie müssen sich also ständig selbst beobachten und messen, welche Leistung Ihre Lunge erbringt. Lernen Sie, eine vorübergehende

Verschlechterung Ihres Zustandes frühzeitig zu registrieren. Hilfreich ist dabei auch die regelmäßige Messung des Peak-Flows (siehe Abschnitt 11.3). Bei Verschlechterung der Atemflusswerte sollten Sie sofort die notwendigen Gegenmaßnahmen ergreifen und können so zum Teil das Eintreten einer akuten Notfallsituation von vornherein vermeiden.

Andererseits spüren Sie ja nur zu genau, wenn etwas nicht stimmt oder sich anbahnt – auch ohne Peak-Flow-Meter. Irgendwie drückt etwas auf Ihre Lunge und ein freies Durchatmen ist nicht mehr möglich. Zudem husten Sie häufiger. Sie wachen nachts wegen Husten oder Atemnot auf. Sie haben geglaubt, dass solche Beschwerden der Vergangenheit angehören, und nun plötzlich kommen diese wieder zum Vorschein. Hierbei handelt es sich um ernst zu nehmende Warnzeichen Ihres Asthmas.

> **MERKE**
> Sprechen Sie Ihren Arzt auf einen Notfallplan an!

Irgendetwas hat sich verändert, sodass das zuvor gefundene Gleichgewicht zwischen Erkrankung und Behandlung nun in Gefahr ist. Am häufigsten ist ein sich anbahnender Infekt oder eine Erkältung die Ursache. Oder aber Sie oder ein Familienmitglied haben etwas ins Haus geschleppt, mit dem Sie nicht zurechtkommen (Haustier? Pflanze? Milbenfänger wie Teppiche oder Sofas? usw.).

Regel Nr. 3
Machen Sie Ihre Familie mit Ihrer Erkrankung vertraut.
Beziehen Sie Ihre Familie in die Behandlung Ihres Asthmas aktiv ein. Ihre Familienmitglieder sollten lernen, mit Ihnen und der Erkrankung Asthma zu leben und bei Notfällen mit den erforderlichen Maßnahmen Hilfestellung zu leisten. Nur dann können Sie auch mit angemessener Rücksicht rechnen.

Regel Nr. 4
Nutzen Sie die Möglichkeiten der Patientenschulung für sich und Ihre Familie.

> **MERKE**
> Erkundigen Sie sich nach Asthmaschulungen in Ihrer Umgebung.

Eine Ausbildung über das Thema ist von großer Bedeutung, da Sie auf diese Weise das nötige Verständnis für Maßnahmen erhalten. Die Schulung läuft am besten in der Gruppe, weil es hilfreich ist, sich mit anderen

Betroffenen auszutauschen und die Erkrankung bzw. das damit verbundene Leiden mit anderen zu teilen. Patientenschulungen werden in der Zwischenzeit in vielen Zentren von Ärzten, Krankenschwestern/Pflegern, Arzthelferinnen, Pädagogen und Psychologen angeboten.

Regel Nr. 5
Aufmerksam sein, aber nicht ängstlich, oder
»Bleiben Sie offen für das Leben«.
Führen Sie trotz allem ein uneingeschränktes Leben. Glücklicherweise lässt sich dieses Ziel heute für die große Mehrheit der Asthmatiker tatsächlich umsetzen. Es gibt also überhaupt keinen Grund, sich aus dem normalen Leben zurückzuziehen.

Regel Nr. 6
Besiegen Sie Ihr Asthma – oder »Zeigen Sie, wer der Herr im Hause ist«.
Hierzu reichen Medikamente – so wichtig diese auch sein mögen – alleine aber nicht aus. Starten Sie positiv in Ihren Tag. Gewinnen Sie mit jedem beschwerdefreien Tag Vertrauen zu Ihrer Erkrankung. Machen Sie jeden beschwerdefreien Tag zu einem Fest. Beweisen Sie sich selbst, dass Sie auf dem richtigen Weg sind und über Ihr Asthma bestimmen und die Kontrolle darüber gewinnen können.

> **MERKE**
>
> Es gibt heute kaum noch ein Asthma, das man durch entsprechende Maßnahmen nicht in die Schranken weisen kann.

Regel Nr. 7
»Atemnotsituationen« meiden – oder »Lesen Sie Ihre Umwelt«.
Es ist klar, dass es in Ihrer unmittelbaren Umgebung Situationen gibt, mit dem Ihre Lunge nicht besonders gut zurecht kommt (siehe Abschnitt 7.1 *»Auslöser«*). Sie kennen diese Situationen viel besser als irgendein anderer. Also nutzen Sie dieses Wissen für sich, und »lesen« Sie Ihre unmittelbare Umgebung mit Aufmerksamkeit.

> **MERKE**
>
> Entdecken Sie die möglichen Auslöser, und vermeiden Sie den Kontakt mit diesen durch bewusstes Verhalten.

Einige Situationen, die Ihnen Probleme bereiten könnten, sind nachfolgend aufgelistet.

An kalten Nebeltagen unterwegs sein ...

Was ist zu tun?

Nehmen Sie sich zurück, und planen Sie Ihren Tag entsprechend. Legen Sie, wenn möglich, Ihre Termine in den Tag und nicht ganz frühmorgens. Nehmen Sie Ihre Dauermedikamente und ggf. vor dem Verlassen des Hauses noch 2 Hub Ihres Bedarfsmedikaments (»Rettungsspray«).

In verrauchten Gaststätten oder anderen Räumen sitzen ...

Was ist zu tun?

Sie ahnen es! Gaststätten, das muss nicht sein. Vermutlich meiden Sie Gaststätten ohnehin aufgrund Ihrer schlechten Erfahrung. Bei privaten Feiern herrscht absolutes Rauchverbot. Wenn Ihre Bekannten und Freunde nicht dazu bereit sind, kündigen Sie die Bekanntschaft bzw. Freundschaft. Um diese Freunde ist es nicht schade.

Der Hausputz oder Frühjahrsputz ...

Was ist zu tun?

Klar, dass Sie keine Teppiche mehr im Haus haben, wenn Sie auf die Hausstaubmilbe reagieren. Auch Stoffmöbel sind weitgehend verschwunden. Holzmöbel (Ikea) sind Trend, selbst wenn die Bücherregale einmal abgestaubt werden müssen. Aber ich bin sicher, dass Ihr Ehepartner bzw. Lebensgefährte hier für Sie einspringt – aus Liebe und weil er sich um Sie kümmert, oder? Und Sie halten sich zu dieser Zeit in einem anderen Raum auf. Besser noch – Sie machen einen Spaziergang.

Im dichtem Stadtverkehr fahren (Abgase!) ...

Was ist zu tun?

Eine besondere Situation. Niemand kann sich hiervor richtig schützen und ein Leben ohne Umwelt führen. Aber wenn Sie zum Beispiel im Auto über einen Schalter verfügen, der es Ihnen ermöglicht, die Abgase »auszusperren«, ist das zumindest eine Möglichkeit. Falls Sie besonders gerne Cabrio fahren, lassen Sie es. Das muss nicht sein. Oder?

Ein grippaler Infekt …

> ## Was ist zu tun?
>
> Färbt sich der Auswurf gelb oder grün, sind Antibiotika angezeigt. Wenn der Infekt schwer ist und Ihr Asthma Ihnen ganz erhebliche Beschwerden bereitet, scheuen Sie sich nicht davor, auch einmal für fünf Tage Kortisontabletten (40 mg morgens) einzunehmen. Ein solcher Behandlungszyklus hat keine Nebenwirkungen, und ein Ausschleichen des Medikaments ist nicht erforderlich. Besprechen Sie das mit Ihrem Hausarzt, und lassen Sie sich eine Packung Antibiotika und Kortisontabletten (z. B. Urbason®, 40 mg) verschreiben.

Regel Nr. 8
Gehen Sie den Allergenen aus dem Weg

Der Vermeidung des Allergenkontaktes kommt eine ganz besondere Bedeutung zu. Einmal, weil die Wirksamkeit jeder antiallergischen oder antiasthmatischen Therapie begrenzt bleibt, solange der Kontakt mit den für Ihr Asthma verantwortlichen Faktoren fortbesteht. Zum anderen aber, weil es sich um Maßnahmen

> **MERKE**
>
> Mit der Allergenvermeidung schaffen Sie erst die Voraussetzungen für eine erfolgreiche medikamentöse anti-asthmatischen Therapie.

handelt, die von Ihnen alleine durchgeführt werden. Damit übernehmen Sie auch einen Teil der Verantwortung für die Behandlung Ihres Asthmas.

Detaillierte Ratschläge zur Vermeidung verschiedenster Allergene und Reizstoffe aus Natur und Umwelt finden Sie in Kapitel 7.

Regel Nr. 9
Sie sollten mit Hilfe eines Selbstmanagementplans auf einen Asthmaanfall vorbereitet sein!

Stellen Sie mit Ihrer Ärztin/Ihrem Arzt einen Asthmanotfallplan für sich zusammen (siehe auch oben). Hierin sollten folgende Informationen enthalten sein:

- Wie erkenne ich eine Verschlechterung des Asthmas (Liste der Alarmzeichen)?
- Therapieplan zum Vorgehen bei Ausbrüchen der Erkrankung
- Ein auf Ihre Erkrankung zugeschnittener Therapieplan
- Informationsmaterial zu den Grundlagen, dem Umgang und der Anwendung der Medikamente bei Asthma

- Ständiger Kontakt mit Arzt oder Schwester für den Fall, dass unvorhergesehene Probleme auftreten
- Therapieplan zur Langzeittherapie
- Patientenschulung.

Ebenfalls sinnvoll ist das Erlernen von Möglichkeiten der Problemlösung und Konfliktbewältigung, z. B. mit Hilfe eines Psychologen. Darüber hinaus sind hierfür Entspannungsübungen wie »autogenes Training« oder Atemübungen hilfreich.

Regel Nr. 10
Machen Sie sich mit den Möglichkeiten des Stressabbaus und der Entspannung vertraut.

Ein ganz anderer Gesichtspunkt, der eine nicht zu unterschätzende Bedeutung haben kann, ist Ihre seelische Belastbarkeit. Jeder Mensch hat hier sein eigenes Maß, das sich zusätzlich im Laufe seines Lebens verändert. Versuchen Sie, Situationen oder Ereignisse zu erkennen, die Atembeschwerden nach sich ziehen. Achten Sie darauf, diese Belastungen möglichst zu begrenzen und – wenn das gerade nicht möglich ist – wenigstens zwischendurch einmal auf die Bremse zu treten, um einmal »tief Atem« zu holen.

Von der *Deutschen Atemwegsliga* in Zusammenarbeit mit dem *Deutschen Allergie- und Asthmabund* wurden die zur Verfügung stehenden Methoden bewertet. Dabei zeigte sich, dass es einige Methoden gibt, die einen günstigen Einfluss haben und als Behandlungsansatz zu empfehlen sind. Andere dagegen lassen sich nach dem heutigen Wissensstand nicht empfehlen oder sind sogar gefährlich.

Zu empfehlende zusätzliche Behandlungsmethoden bei Asthma

Atemmuskeltraining	Hatha-Yoga
Atemtherapie	Hypnose
Autogenes Training	Progressive Muskelentspannung

Was sollte ich unbedingt vermeiden?

1. Höhlentherapie
2. Eigenblutbehandlung
3. Neuraltherapie
4. Ozontherapie
5. Zelltherapie

10.3 Wie setze ich das Peak-Flow-Meter zur Kontrolle meines Asthmas ein?

Peak-Flow-Messungen (PEF-Messung) – was ist denn das?

Das so genannte Peak-Flow-Meter ist ein wirklich tolles Ding. Es handelt sich um ein kleines, sehr handliches Gerät aus Kunststoff. Damit können Sie Ihr eigenes Lungenfunktionsgerät nach Hause tragen und sich jederzeit selbst ein Bild von dem Ausmaß Ihrer Atemwegsverengung machen. Gleichzeitig ermöglichen Sie es Ihrem Arzt, sich mit Hilfe der täglich in Ihrem Asthmatagebuch notierten PEF-Werte (das so genannte »*PEF-Protokoll*«) ein Bild von Ihrer Atemwegsverengung unter häuslichen Bedingungen und alltäglichen Situationen zu machen.

Beim PEF-Meter handelt es sich um einen kleinen Apparat, der die höchste, beim schlagartigen und heftigen Ausatmen von Ihnen erreichbare Luftströmung misst, wobei der gemessene Wert die von Ihnen pro Minute ausgeatmete Luftmenge in Litern angibt. Da die Atemwegsweite oder, wenn Sie wollen, die Atemwegsenge (denn beim Asthma verengen sich die Atemwege) wesentlich den maximal zu erreichenden Fluss beim Ausatmen bestimmt, bildet der von Ihnen ermittelte Wert auch das Ausmaß der Atemwegsverengung ab.

Auch wenn sich das alles kinderleicht anhört, muss man zu Anfang doch ein paar Mal üben, bis es mit dem PEF-Meter richtig klappt.

Wann soll die PEF-Messung durchgeführt werden?

Grundsätzlich kann die Bestimmung immer erfolgen. Für das Asthmaprotokoll Ihres Asthmatagebuchs ist die Messung morgens und abends mit insgesamt vier Messungen pro Tag festgelegt:

143

1. Morgens nach dem Aufstehen und vor Medikamenteneinnahme
2. Morgens 20 Minuten nach der Inhalation Ihrer Asthmamedikamente
3. Abends vor Medikamenteneinnahme
4. Abends 20 Minuten nach der Inhalation Ihrer Asthmamedikamente.

Der richtige Umgang mit dem Peak-Flow-Meter

Wie benutze ich das PEF-Meter?

Schritt 1: Atmen Sie so tief wie möglich ein, so als ob Sie Ihre Lunge wie einen Luftballon aufblasen wollten.

Schritt 2: Setzen Sie das PEF-Meter an Ihren Mund, und umschließen Sie das Mundstück fest mit Ihren Lippen, sodass keine Luft entweichen kann.

Schritt 3: Blasen Sie so rasch wie möglich (schlagartig) die in Ihrer Lunge gesammelte Luft in das PEF-Meter aus.

Schritt 4: Lesen Sie den vom Zeiger angezeigten Wert ab, und notieren diesen.

Schritt 5: Den Zeiger wieder in die Ausgangsstellung zurückschieben und das Manöver (Schritte 1–3) noch zwei weitere Male wiederholen, sodass Sie insgesamt drei Messwerte erhalten.

Schritt 6: Von den drei erhaltenen Messwerten nehmen Sie den besten und tragen diesen in Ihr Asthmatagebuch ein (siehe unten).

Von dieser regelmäßigen Messung abgesehen, kann es sinnvoll sein, die PEF-Werte in Situationen zu bestimmen, in denen Sie das Gefühl haben, immer wieder Beschwerden zu bekommen. Beispiele hierfür sind die körperliche Belastung (Sport) oder der Arbeitsplatz. Damit lassen sich die von Ihnen empfundenen Beschwerden objektiveren und mit fassbaren Zahlen belegen, was wiederum für die Vermeidung bestimmter Allergene von Bedeutung sein kann. Auf jeden Fall kann der Sie betreuende Arzt etwas damit anfangen.

MERKE

Führen Sie Ihr Asthmatagebuch immer mit sich, wenn Sie Ihren Arzt aufsuchen.

Wie immer im Leben, hat nur das Bestand, was man schriftlich fixiert. Auch Ihr Arzt lebt von einer sorgfältigen Dokumentation oder Krankenakte, wie er die schriftlichen Unterlagen zu seinem Gebrauch nennt. Umso mehr wird er es begrüßen, wenn Sie ihm ein sorgfältig geführtes Asthmatagebuch über Ihren Asthmaverlauf mitbringen.

Wie bewerte ich meinen PEF-Wert?

Haben Sie erst einmal mit den Messungen begonnen, gewinnen Sie rasch ein Bild von den Werten, die Sie persönlich für sich erreichen können (Ihren persönlichen »Bestwert«). Ihre besten oder höchsten Werte werden Sie an den Tagen erreichen, an denen Sie sich wohl fühlen (»Ihre Lunge ist frei«). Generell gilt: Schlechte Werte liegen im Bereich von unter 200 Litern pro Minute, gute Werte oberhalb von 350 Litern pro Minute.

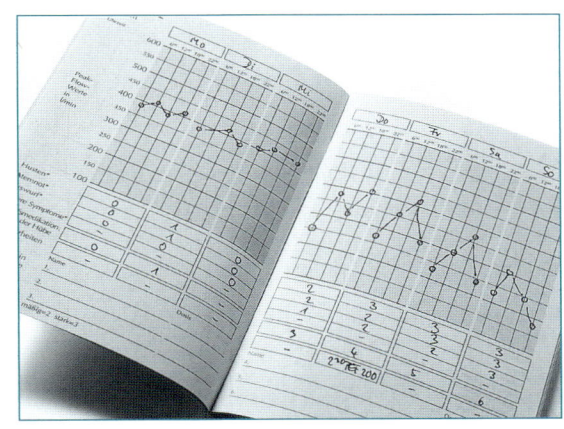

Abb. 11: Beispiel von Einträgen in einem Asthmatagebuch

Von den ablesbaren PEF-Werten abgesehen, geben die täglichen Schwankungen (Unterschied zwischen der Morgen- und Abendmessung und der Unterschied zwischen der Messung vor und nach Inhalation der Asthmamedikamente) Hinweise auf die Aktivität Ihrer Erkrankung. Je höher die Schwankungen oder je stärker ausgeprägt das »Zickzackmuster«, desto aktiver ist Ihr Asthma und desto mehr Vorsicht sollten Sie walten lassen. Umso dringender wird es auch für Sie, sich mit Ihrem Arzt in Verbindung zu setzen.

Hierzu hat sich ein so genanntes Ampelschema bewährt. Dieses orientiert sich an Ihrem persönlichen Bestwert und unterscheidet 3 Stufen »Rot – Gelb – Grün«.

Wann ist die Messung der PEF-Werte besonders wichtig?

Wie bereits gesagt, die Bestimmung des PEF-Wertes bei Asthma ist immer nützlich. Es gibt jedoch einige Situationen, in denen man auf die Messung auf keinen Fall verzichten sollte:

- **nach einer Therapieumstellung** (zur Bestimmung der Wirkung eines neuen Medikaments),
- **wenn Sie sich nicht sicher sind,** ob der Husten auch mit einer Atemwegsverengung einhergeht,

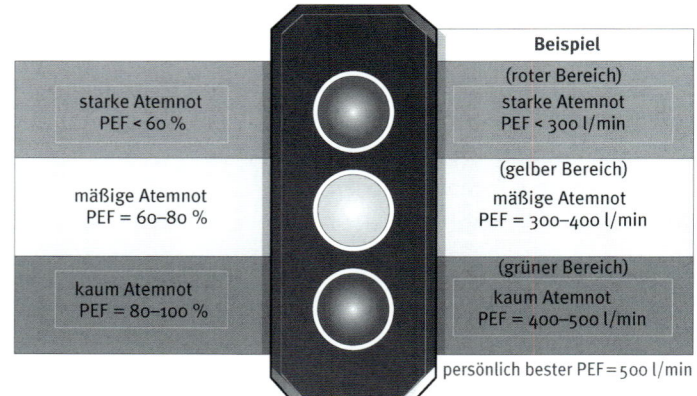

Abb. 12: Das Ampelschema zur Selbstkontrolle des eigenen Asthmas

Im Bild:

	Beispiel
starke Atemnot PEF < 60 %	(roter Bereich) starke Atemnot PEF < 300 l/min
mäßige Atemnot PEF = 60–80 %	(gelber Bereich) mäßige Atemnot PEF = 300–400 l/min
kaum Atemnot PEF = 80–100 %	(grüner Bereich) kaum Atemnot PEF = 400–500 l/min

persönlich bester PEF = 500 l/min

Tab. 11: Das Ampelschema

PEF-Wert	Beschwerden	Beispiel	Ihr Bereich	Was ist zu tun?
kleiner 60 % des Bestwertes	schwerere Atemnot, pfeifende Atmung	kleiner 300 Liter pro Minute	(rot) .... (Liter/Minute)	Alarm! Nehmen Sie 2 Hub Ihres Rettungssprays, und rufen Sie den Notarzt, oder lassen Sie sich zum Arzt bringen!
60–80 % des Bestwertes	beginnende Atemnot	300 bis 400 Liter pro Minute	(gelb) .... (Liter/Minute)	Vorsicht, hier könnte sich etwas anbahnen. Nehmen Sie Ihr Rettungsspray ein! Gibt es einen Trend sich verschlechternder PEF-Werte? Dann Arzt aufsuchen!
größer 80 % des Bestwertes	keine Beschwerden	mehr als 400 Liter pro Minute	(grün) .... (Liter/Minute)	Entspannen! Gute Kontrolle und alles im »grünen« Bereich. Sie sollten Ihre Medikamente unverändert weiter nehmen!
		bester PEF-Wert 500 Liter pro Minute	Ihr bester Wert: .... (Liter/Minute)	

- **bei einer drohenden Erkältung** (zur Beurteilung, wie sehr die Infektion Ihre Atemwege in Mitleidenschaft gezogen hat).
- **in Zeiten verstärkter Beschwerden, wie zum Beispiel bei Beginn der Pollenflugzeit im Frühjahr** (um zu sehen, ob in dieser Zeit noch zusätzliche Behandlungsmaßnahmen erforderlich sind).

Welchen Nutzen hat die PEF-Messung für Sie?

Mit der Selbstwahrnehmung Ihrer Beschwerden auf der einen Seite und dem ermittelten PEF-Wert auf der anderen gewinnen Sie ein Gefühl für die Ausprägung Ihrer Atemwegsverengung. Nach einiger Zeit kann man recht gut auch ohne PEF-Meter die Aktivität der Erkrankung abschätzen. Unabhängig davon zeigt die Messung an, ob die Medikamente wirken. Schließlich erkennt man frühzeitig, ob sich die Atemwege verengen. So kündigt sich beispielsweise eine Atemwegsinfektion mit abnehmenden PEF-Werten und einem zunehmenden Unterschied zwischen Morgen- und Abendwert an.

MERKE

Mit Hilfe der PEF-Messung gewinnen Sie mehr Sicherheit im Umgang mit Ihrem Asthma und dessen Bewertung!

10.4 Mit dem Rauchen aufhören

Aktives und auch passives Rauchen erhöhen die Bereitschaft des Körpers, eine Allergie und damit Asthma zu entwickeln. Kinder, deren Eltern rauchen, sind dabei besonders gefährdet. Sie leiden möglicherweise bereits an Asthma, und nun setzen Sie mit dem Rauchen eine zweite Erkrankung noch »obendrauf«. Das kann, wenn Sie Pech haben, zu den schlimmsten Atemnotanfällen führen, die es überhaupt gibt. Weiteres hierzu im Abschnitt 13.8.

10.5 Wie kann ich mich vor Infekten schützen (Impfungen)?

Unsere Atemwege sind ständig unterschiedlichsten Umwelteinflüssen ausgesetzt. Beispielsweise gelangen mit der Atmung Staubpartikel in unsere Lunge, auf die wir nicht reagieren und die abgehustet werden. Aber auch Substanzen aus der belebten Natur, wie z.B. die Allergene, auf die einige Menschen mit einer allergischen Reaktion reagieren, werden eingeatmet. Schließlich gelangen auch Mikroorganismen, wie Bakterien und Viren in Nasen und Bronchien, die unter bestimmten Bedingungen dort eine Infektion auslösen. Dabei sind in der Tat unbehandelte Asthmatiker besonders gefährdet.

Die Bedeutung der Infektionen für allergische Erkrankungen und insbesondere Asthma wird noch nicht vollständig verstanden. Man nimmt an, dass bestimmte Infektionen ein Asthma auslösen können. Hierzu gehört beispielsweise das so genannte »*Respiratory-Syncytial-Virus*« (RSV), das vor allem im Kindesalter auftritt, aber auch im Erwachsenenalter sein Unwesen treibt. Auch bestimmte Viren (Influenza-(Grippe-) und Rhinoviren) oder die so genannten atypischen Bakterien (*Chlamydia pneumoniae* und *Myco-*

CHECKLISTE 10

Zeichen für eine Atemwegsinfektion

✔ Die vor der Infektion weitgehend erreichte Kontrolle Ihrer Erkrankung sowohl durch alle nichtmedikamentösen Maßnahmen als auch durch Medikamente reicht jetzt plötzlich nicht mehr aus.

✔ Ihre Lunge pfeift, und Sie ringen nach der kostbaren Luft.

✔ Der PEF-Wert (siehe Abschnitt 10.3) ist auf einem rekordverdächtig niedrigen Wert.

✔ Sie wachen wieder nachts mit Husten oder wegen Atemnot auf, obwohl Sie glaubten, diese Phase längst hinter sich gebracht zu haben.

✔ Und das rettende Bedarfsspray benutzen Sie plötzlich wieder sechsmal oder mehr am Tag, und das, obwohl Sie Ihr »Notfallspray« viele Wochen oder gar Monate lang gar nicht mehr brauchten.

✔ Dazu kommt noch, dass der Auswurf deutlich zugenommen hat und vor allem auch noch grüngelblich gefärbt ist!

plasma pneumoniae) werden mit der Entwicklung eines Asthma bronchiale in Verbindung gebracht.

Jede Infektion der Atemwege führt zu einer Verschlechterung eines bereits bestehenden Asthmas. In Anbetracht der Häufigkeit von Atemwegsinfektionen kommt den Infektionen eine große Bedeutung zu. So wie möglicherweise gerade jetzt bei Ihnen, bringt hierbei die durch den Keim ausgelöste Entzündung Ihre Atemwege ziemlich aus dem Gleichgewicht.

Treffen zwei oder mehr dieser Veränderungen auf Sie zu, hat es Sie »voll erwischt«! Was ist jetzt zu tun?

> **MERKE**
>
> Drohenden Infekten der Atemwege muss sofort und entschieden begegnet werden.

Bemerken Sie die ersten Anzeichen einer Infektion, müssen Sie sofort handeln. Abwarten ist gefährlich. Folgende drei Maßnahmen können Sie nun ergreifen, die Sie ggf. auch alle drei gleichzeitig nutzen sollten, um die Beschwerden erträglicher zu machen, bis das Schlimmste überstanden ist.

Was kann ich tun?

Maßnahme 1: Erhöhen Sie die Dosis Ihrer gegenwärtigen Asthmamedikamente!

▪ Statt einmal inhalatives Kortison nehmen Sie das Medikament zweimal oder sogar dreimal am Tag.

▪ Statt das langwirksame bronchialerweiternde Beta-2-Mimetikum einmal einzunehmen (Salmetrol, wie z. B. Serevent®, oder Formoterol, wie z. B. Oxis®), nehmen Sie das Mittel zweimal am Tag ein.

▪ Nehmen Sie statt einer Tablette des Antileukotriens Singulair® (10 mg) jetzt je eine Tablette morgens und abends ein.

Maßnahme 2: Nutzen Sie vorübergehend Kortisontabletten.

▪ In dieser Zeit, in der es Ihnen richtig dreckig geht, können Sie ohne Gefahr von Nebenwirkungen für drei bis fünf Tage Kortisontabletten (z. B. 20 mg Urbason® morgens) einnehmen. Das hilft, die Entzündungsvorgänge in die Schranken zu weisen, macht die schweren Tage erträglicher und verkürzt die kritische Periode.

Maßnahme 3: Nehmen Sie, wenn angezeigt, zusätzlich ein Antibiotikum ein.

▪ Sollte der Auswurf tatsächlich gefärbt sein – gelb oder grün oder eine Farbnuance dazwischen, liegt mit großer Wahrscheinlichkeit eine Infektion durch Bakterien vor. In diesem Fall ist es gerechtfertigt, ein Antibiotikum einzunehmen. Hierfür kommen viele Substanzen in Frage. Lassen Sie sich von Ihrem Arzt beraten, welches in diesen Fällen eingenommen werden kann.

> **TIPP**
>
> Lassen Sie sich von Ihrem Arzt ein Antibiotikum und eine Packung Kortisonta-bletten vorsorglich verschreiben. Denn die Infektionen treten natürlich oft am Wochenende oder an Feiertagen auf, wenn es schwierig ist, Ihren Arzt zu er-reichen (»Murphy's Law«).

Wie können Sie Vorsorge treffen und Infektionen vermeiden?

Damit es erst gar nicht so weit kommt, kann man auch mit bestimmten Impfungen vorbeugen. Zwei Impfungen kommen heute für Sie vor allem in Frage:

1. Die jährlich angebotene Grippeschutzimpfung
2. Die Pneumokokkenimpfung

Damit werden Sie zwar nicht alle Infektionen vermeiden können. Aber die-se Impfungen helfen zumindest, die Zahl möglicher Infektionen zu vermin-dern. Bei der Grippeschutzimpfung muss aber sichergestellt sein, dass Sie keine Allergie gegen Eigelb haben. Sonst geht die Impfung in die falsche Richtung, nämlich nach hinten los!

10.6 Atmen – gewusst, wie!

Atmen ist ein lebenswichtiger Vorgang, der für den Gasaustauch verant-wortlich ist und damit für die Versorgung aller Gewebe mit Sauerstoff. Die Atmung wird deshalb unwillkürlich von dem sog. Atemzentrum im Gehirn kontrolliert. In einer Minute atmet der gesunde Mensch etwa 16-mal ein und aus. Bei körperlicher Anstrengung erhöht sich die Atemfrequenz auf das Doppelte oder sogar mehr. Aber auch bei bestimmten Erkrankungen ändert sie sich, wie z. B. beim Asthma bronchiale. Hier ist die unzureichen-de Sauerstoffaufnahme durch die Atemwegsverengung für die Steigerung der Atemzüge verantwortlich. Zusätzlich wird die Atmung in solchen be-drohlichen Situationen von der seelischen Verfassung mit beeinflusst. Aus beiden Gründen ist es sinnvoll, ein Atemtraining durchzuführen, das dazu beiträgt, auch in kritischen Situationen, wie z. B. beim einem Asthmaanfall, die Atmung bewusst und kontrolliert einzusetzen. Um in solchen Situatio-nen handlungsfähig zu bleiben, ist es erforderlich, dass Sie mit Ihrer Atmung bewusster umgehen können. Zur Übung dieser Wahrnehmung des Atmungsvorgangs könnten folgende Techniken dienen.

Einatmen

▮ Nehmen Sie eine entspannte Körperhandlung ein (Liegen oder Sitzen, die Arme schlaff auf den Oberschenkeln platziert).
▮ Den Mund geschlossen halten.
▮ Langsam durch die Nase einatmen.
▮ So langsam wie möglich einatmen.
▮ Hände auf die Bauchdecke legen (beim Einatmen sollte der Bauch nach innen gezogen werden).

Ausatmen

▮ Nehmen Sie eine entspannte Körperhandlung ein (Liegen oder Sitzen, die Arme schlaff auf den Oberschenkeln platziert).
▮ Durch den leicht geöffneten Mund ausatmen.
▮ Dabei die Lippen spitzen, so als ob Sie eine Kerze ausblasen wollten (»Lippenbremse«).
▮ So langsam wie möglich ausatmen.
▮ Hände auf die Bauchdecke legen (beim Ausatmen sollte der Bauch nach außen gezogen werden).

Die so genannte »Lippenbremse« hat eine besondere Bedeutung bei Atemnot, da sie es ermöglicht, dass die Atemwege auch beim Ausatmen weit bleiben. Sie erleichtert damit die Ausatmung der in der Lunge verbliebenen Luft. Darüber hinaus beruhigt sie. Hierbei formen die Lippen nur eine kleine Öffnung des Mundes, sodass sich beim Ausatmen die Luft in Mund und Atemwegen zurückstaut. Richtig gemacht, blähen sich dabei die Wangen etwas auf.

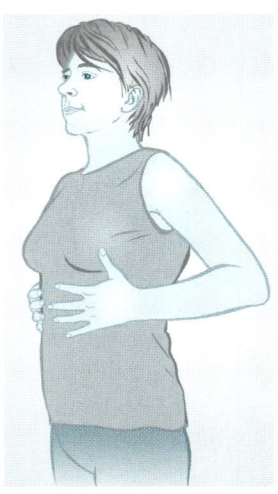

Abb. 13: Einatmen

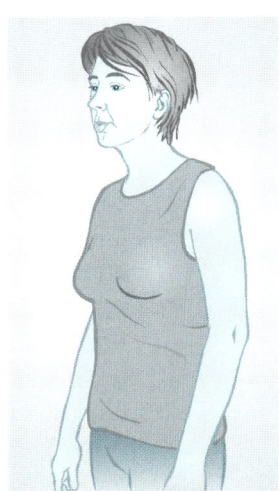

Abb. 14: Ausatmen

10.7 Atemgymnastik

Atemgymnastische Übungen dienen der Stärkung und gleichzeitig der Lockerung der Atemmuskulatur. Die Übungen können alleine durchgeführt werden. Es ist jedoch durchaus sinnvoll, einer atemgymnastischen Übungsgruppe beizutreten oder eine Physiotherapie in einer Praxis oder einem Krankenhaus in Ihrer Nähe durchzuführen, die das Erlernen der Übungen erleichtert.

Die Übungen werden am besten bei frischer Luft bzw. offenem Fenster durchgeführt. Als Orientierung gilt jeweils die Zahl zehn. Also jede Übung zehnmal durchführen. Diese Zahl ist aber nur ein grober Anhaltspunkt. Sie kann und soll bei entsprechendem Training gesteigert werden. Spezielle krankengymnastische Schulungen vermitteln Ihnen genaue Kenntnisse zu den einzelnen Übungen.

Zur Verbesserung der Sekretabgabe haben sich Lagerungsdrainage mit Klopf- und Vibrationsmassage, autogene Drainage sowie die Anwendung der so genannten endobronchialen Perkussion mittels hochfrequenter Gasschwingungen (Hochfrequenzrespirator) oder mittels eines Flatters (VRP1/RC-Cornet®) bewährt. Details hierzu erhalten Sie von Ihrem Arzt oder Ihrer Physiotherapiepraxis.

10.8 Physio- oder Bewegungstherapie

Während die Hydro- oder Balneotherapie vor allem für einen seelischen Ausgleich sorgt, schaffen Bewegungstherapie und Krankengymnastik die besten körperlichen Voraussetzungen. Somit ergänzt auch diese Behandlung die Asthmatherapie. Sie lernen, Ihre Atmung durch Atemschulung, Körpertraining, Entspannungs- und Synchronisationsübungen zu verbessern. Sie erwerben Fähigkeiten, einen Anfall besser zu beherrschen und die richtige Inhalationstechnik für Asthmasprays anzuwenden. Sie erlernen auch, wie man eine Bronchialtoilette (Absaugen via Luftröhre bzw. Nase oder Abhusten von angesammeltem Sekret) durchführt, und wie Sie sich durch Sport fit halten können.

10.9 Die Atmung erleichternde Körperstellungen

Während eines Asthmaanfalles kommt es zur Verengung der Atemwege mit Überblähung der Lunge. Bestimmte Körperhaltungen unterstützen und erleichtern die Atmung, wenn es einmal eng wird. Diese sollen hier kurz dargestellt werden. Vermutlich haben Sie aber schon selbst eine spezielle Körperhaltung gefunden, die Ihnen Erleichterung verschafft.

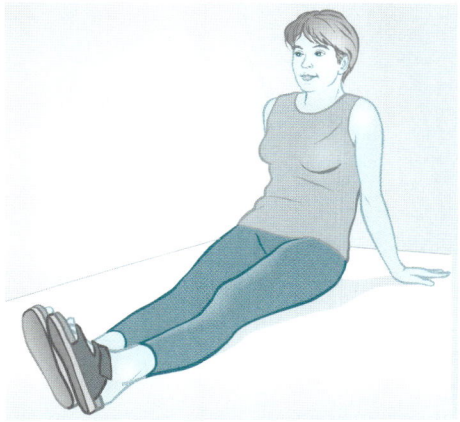

Abb. 15: Die Körperhaltung sitzend/Hand aufgestützt

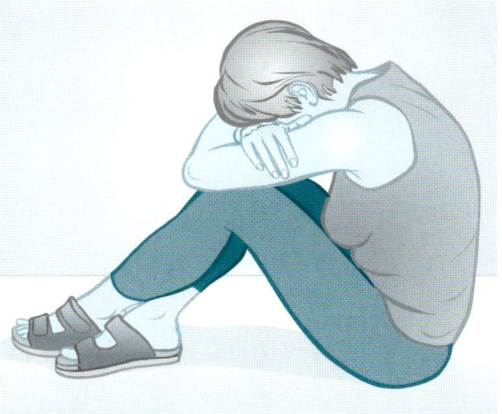

Abb. 16: Der Hocksitz

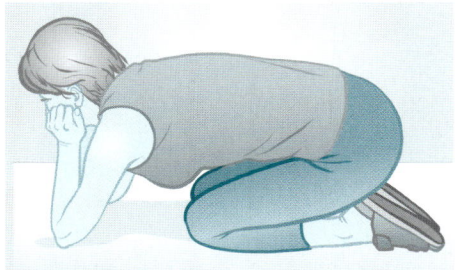

Abb. 17: Der Fersen-Ellenbogen-Sitz

153

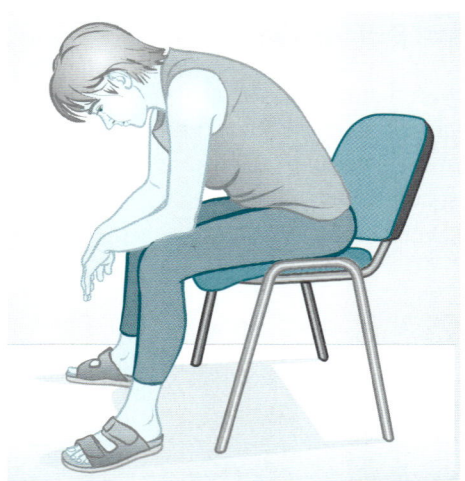

Abb. 18: Der Kutschersitz

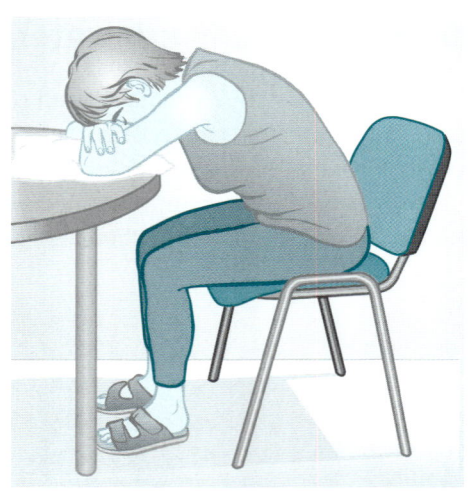

Abb. 19: Der Sitz mit abgestütztem Ober-
körper

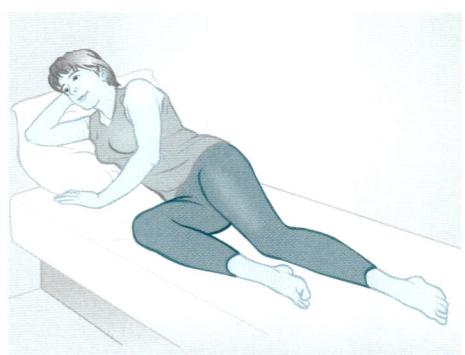

Abb. 20: Die Seitenlage

10.10 Hydro- oder Balneotherapie (Thermalkuren)

Die Behandlung mit und im Wasser, zum Beispiel in einem Heilbad, kann die anderen Therapieansätze gut ergänzen. Die angenehme Atmosphäre und Umgebung solcher Orte lassen die Seele zur Ruhe kommen. Die erhöhte Luftfeuchtigkeit sorgt zusätzlich für eine Beruhigung Ihrer geschundenen Atemwege.

Die Zusammensetzung der Heilwässer ist je nach Kurort verschieden, ebenso ihre Wirkung bei der Allergiebehandlung. Ihr Arzt oder Ihre Krankenkasse wird Ihnen bei der Auswahl des richtigen Kurortes und der besten Behandlungsmöglichkeiten sicher hilfreich zur Seite stehen. So gut die Kuren im Moment für Sie sein mögen, eine grundlegende, längerfristige Verbesserung Ihres Asthmas ist hierdurch nicht zu erwarten.

10.11 Was bietet Ihnen die Patientenschulung?

Die Schulung läuft am besten in einer Gruppe von Betroffenen, die ebenfalls an Asthma leiden. Der Grund hierfür ist sehr einfach. Es ist hilfreich, sich mit anderen Betroffenen auszutauschen, die die gleichen Torturen wie Sie durchgemacht haben. Das führt zu einem Gefühl, nicht der Einzige auf der Welt mit Asthma zu sein. Und die Einsicht, dass mit Ihnen noch andere dieses Problem haben, hilft, die Erkrankung zu

> **MERKE**
> Erkundigen Sie sich nach Schulungsmöglichkeiten für Asthmatiker oder Asthmaselbsthilfegruppen in Ihrer Umgebung.

akzeptieren, wenn man das Leiden mit anderen teilt. Patientenschulungen werden in der Zwischenzeit in vielen Zentren von Ärzten, Krankenschwestern/Pflegern, Arzthelferinnen, Pädagogen und Psychologen angeboten.

10.12 Die Selbstbehandlung

Es ist schon wiederholt angeklungen: das Wort »SELBST« wird bei der Asthmabehandlung groß geschrieben. Selbstverantwortung, Selbstmanagement und Selbstbehandlung sind ganz wichtige Bausteine im Gesamtbe-

---

Klinikum der Friedrich-Schiller-Universität
Pneumologie & Allergologie, Klinik für Innere Medizin I
Leiter: Univ.-Prof. Dr. med. Dr. rer. nat. Claus Kroegel

Klinikum der FSU Jena · Klinik für Innere Medizin · 07740 Jena   Telefon: 03641/9-324131 Fax: -324132

Therapieplan

Patient

....
Name/Geb.
....
Adresse
....
Krankenversicherung

Diagnosen
- *Allergisches Asthma bronchiale bei allergischer Diathese gegenüber Pollen*
- *[andere relevante Erkrankungen]*
-

Dauertherapie   (Medikamente REGELMÄßIG einnehmen!
Erinnerungshilfe: Medikament neben Zahnbecher legen!)

1. (Inh. Kortikosteroid)®   »   morgens & abends je **1 Hub**   v
2. (β_2-Mimetikum)®   »   morgens & abends je **1 Hub**   v
3. (Leukotrien-Hemmer)®   »   abends **1 Tablette**   v

Bedarfstherapie   (wenn es TROTZ der anderen Medikamente einmal
mit der Luft nicht mehr geht!)

4. (β_2-Mimetikum)®   »   **2 Hub**   v

Allgemeine Therapie-Maßnahmen

5. Wärend der Blütezeit Wald und Wiesen meiden!   v

6. **Kontrolle** in der Pneumologischen Ambulanz: **Dienstag**, den **2. Mai**, **15.00 Uhr**   v

7. Bei **Rückfragen** wenden Sie sich bitte an folgende Telephonnumern
03641/939-131 oder *- 323* oder *-170*

Jena, den ....
Datum/Unterschrift

Abb. 21: Beispiel eines Therapieplanes zur Langzeitbehandlung für einen Patienten mit Asthma bronchiale des Schweregrades III bei allergischer Diathese gegenüber Pollen

handlungsplan Ihres Asthmas. Und es ist wissenschaftlich erwiesen, dass ein Selbstmanagementprogramm unter Anleitung Ihres behandelnden Arztes dazu beiträgt, Ihr Asthma besser unter Kontrolle zu halten.

Hierzu erhalten Sie neben den Informationen zum Thema »Asthma« durch Ihren Arzt oder durch das Internet oder andere Quellen zwei einzigartige und auf Sie zugeschnittene Behandlungspläne:

> **MERKE**
>
> Das Ziel eines Selbstmanagementprogramms ist, dass Sie erlernen, jeweils die richtigen Maßnahmen zu ergreifen, sobald sich die Aktivität Ihres Asthmas ändert und erste Zeichen eines Asthmaanfalls auftreten.

- einen Behandlungsplan für die Langzeitbehandlung (siehe nachfolgende Abbildung)
- einen Behandlungsplan für Asthmaanfälle (siehe Abbildung auf der Innenseite der vorderen Umschlagseite).

Der Plan zur Langzeitbehandlung

Er enthält einerseits Ihre täglich einzunehmenden Medikamente, unterteilt nach den Dauermedikamenten und den Bedarfsmedikamenten. Außerdem befinden sich hierauf Hinweise und Tipps zur Verbesserung der so genannten »Compliance«. Die Compliance bestimmen Sie selbst. Dieser Fachausdruck bezeichnet die Art und Weise, wie regelmäßig Sie Ihre Behandlung durchführen. Compliance bedeutet auch, dass Ihnen geholfen wird, selbst an die Medikamente zu denken (Plan hängt zum Beispiel am Kühlschrank). Einige Tipps sind in der Tabelle 12 zusammengestellt (siehe auch Abschnitt 8.6).

Der Notfallplan

Der Notfallplan (Abb. 1 siehe Innenseite des Buchumschlags vorne) soll Ihnen die Möglichkeit geben, bei Verschlechterung oder bei einem Asthmaanfall bestimmte Gegenmaßnahmen zu ergreifen. Dieser Plan muss mit Ihrem Arzt in den beschwerdefreien »guten Zeiten« erarbeitet werden. Er ist nach dem *Ampelschema* unterteilt. Im »gelben« und »roten« Bereich

> **MERKE**
>
> Jeder Asthmatiker sollte seinen ganz persönlichen Aktionsplan besitzen, in dem Maßnahmen eingetragen sind, mit denen sich Verschlechterungen der Erkrankung behandeln lassen.

wird auf die jeweils erforderlichen Maßnahmen eingegangen. Hierzu gehören die Intensivierung der inhalativen Behandlung, die Einnahme eines

Antibiotikums oder von Kortisontabletten. Außerdem sind die wichtigsten Telefonnummern vermerkt, damit Sie im Notfall, wenn sowieso keine Zeit ist, gleich die richte Nummer zur Hand haben.

Tab. 12: Maßnahmen gegen die Vergesslichkeit bei der Medikamenteneinnahme

Einnahmehäufigkeit	Möglicher Aufbewahrungsort	Beispiel für ein Asthma-medikament
Zweimal täglich morgens und abends	Dauermedikamente im Zahnputzbecher aufbewahren	Dauermedikamente wie inhalatives Kortison oder langwirksames Beta-2-Mimetikum
Einmal täglich	Medikament bei Frühstücksmitteln (Milch, Kaffee) aufbewahren	Dauermedikament Singulair® (Tablette) oder Theophyllin (Kapsel)
Bei Bedarf, wie z. B. Sport	Eines ihrer »Rettungssprays« in den Sportschuhen aufbewahren	Ihr kurzwirksames Beta-2-Mimetikum (»Rettungsspray«)

11 Der Notfallcheck – erste Hilfe, wenn es nötig ist

In der Therapie mit Zeit und Muße ist alles leicht zu planen. Dann ist auch alles leicht vorherzusehen. Und – gar keine Frage – man hat alles, zumindest was das Asthma angeht, fest im Griff. Eigentlich kann also gar nichts mehr passieren. Aber, wie das Leben so spielt, wenn dann der Fall der Fälle eintritt, wenn die Luft knapper und knapper wird, wenn der Stress und die Belastung ständig zunehmen, genau in diesem Moment sind die Sachverhalte eben nicht mehr so klar, und genau dann ist das Gehirn blockiert.

Und genau für diesen Fall ist es unheimlich wichtig, irgendeinen Anhaltspunkt zu haben. Ich meine, Ihren Arzt oder den Notarzt können Sie sicher noch anrufen oder anrufen lassen. Aber was dann? Was machen Sie aus den 5 oder 10 oder 15 oder gar 20 Minuten, bis der Arzt eintrifft? Wichtige Zeit, die ungenutzt vergehen kann. Und einfach in dieser Zeit Ihr Notfallspray ganz zu leeren ist nun wirklich nicht die Lösung! Sie haben ohnehin bereits dieses Spray sechs- oder zehnmal genommen, jetzt hilft es eben nicht mehr. Vielmehr vergiften Sie sich selbst, wenn Sie das Notfallspray unkontrolliert wieder und wieder benutzen. Zudem sind Ihre Atemwege bereits so eng, dass nur noch ein Bruchteil überhaupt in die tiefen Atemwege gelangt, dorthin nämlich, wo das Medikament tatsächlich wirkt. Also, was ist zu tun?

Zweifellos ist ein Notfallplan jetzt von großer Bedeutung. Ein Plan also, der Ihnen Schritt für Schritt die Maßnahmen vorgibt, und zwar ohne viel zu denken. Und genau diesen Plan, ganz allgemein gefasst, möchte ich Ihnen hier mit auf den Weg geben. Er ist, damit Sie ihn leicht wiederfinden, auf der Innenseite des Buchumschlages vorne abgedruckt. Er sagt Ihnen genau, was zu tun ist, wenn es darauf ankommt. Er sagt Ihnen auch, wie Sie die Zeit nutzen können, bis der Notarzt eintrifft.

Also ganz leicht zu finden. Aber machen Sie sich nicht nur im Notfall mit diesem Plan vertraut.

12 Alles, was Sie schon immer zum Thema Asthma wissen wollten und sich nie zu fragen getraut haben

12.1 Die Angst vor dem Kortison

Asthma ist eine Entzündung der Atemwege. Deshalb steht die antientzündliche Behandlung des Asthmas im Vordergrund.

Sie führen zu einer besseren Kontrolle der asthmatischen Beschwerden mit Abnahme der Schwere und der Häufigkeit von Asthmaattacken. Haben Sie nur etwas Geduld mit dieser Substanz. Sie braucht einige Wochen, um ihre Wirkung richtig entfalten zu können.

> **MERKE**
>
> Die entzündungshemmende Therapie bildet die Basis der Behandlung des Asthma bronchiale, mit der Sie die das Asthma verursachenden Vorgänge in die Schranken weisen können.

Kortison ist mit Abstand das effektivste entzündungshemmende Medikament, das sich in geringsten Dosen durch Inhalieren direkt vor Ort in den chronisch entzündlichen Luftwegen platzieren lässt. Trotz niedriger Dosierung (Bruchteile eines Milligramms) entfaltet es dort eine stark entzündungshemmende Wirkung. Hierzu gehört:

- Verbesserung der Lungenfunktion
- Beruhigung der bronchialen Überempfindlichkeit
- Rückgang der Zahl an (lebensbedrohlichen) Asthmaanfällen
- Stoppen des durch Asthma beschleunigten Verlustes der Lungenfunktion
- Verhinderung der durch Asthma bedingten Todesfälle.

Die Bedeutung der Kortisonbehandlung ist so groß, dass man durch die Behandlung asthmabedingte Todesfälle verhindern kann. Denn man hat herausgefunden, dass die Wahrscheinlichkeit eines Todes durch Asthma bei Patienten ohne diese Behandlung sehr viel größer ist.

Die Unkenntnis über die Bedeutung von Kortison für die Asthmabehandlung und die nicht begründete Kortisonangst behindern die konsequente

> **MERKE**
>
> Die Behandlung mit inhalativem Kortison kann Ihr Leben retten!

Umsetzung einer regelrechten Therapie des Asthma bronchiale. Hand aufs Herz! Haben Sie nicht auch Bedenken beim Wort »Kortison«? Wissen Sie, was Kortisonangst ist? Diese Angst vor einer Behandlung mit Kortison mag ja vielleicht bei regelmäßiger und längerer Einnahme von Kortisontabletten durchaus berechtigt sein. Aber für inhalatives Kortison gilt das nicht.

> **MERKE**
>
> Es gibt keinerlei Grund für eine Kortisonangst.

Die Behandlung mit Kortison zur Inhalation beim Asthma führt in der empfohlenen Dosierung zu keiner schweren Nebenwirkung.

Sie fragen mich nun sicherlich, was denn die Gründe dafür sind, keine Angst vor inhalierbarem Kortison haben zu müssen? Darüber gebe ich gerne Auskunft.

> **Warum Sie keine Angst vor inhalierbarem Kortison haben müssen**
>
> 1. Weil die verabreichte Dosis extrem gering ist, nämlich um ein Vielfaches geringer als bei Kortisontabletten, nur ein Bruchteil eines Milligramms.
> 2. Weil das Kortison direkt in die Atemwege gelangt und nicht über den Umweg des Verdauungssystems und Blutes.
> 3. Weil die kleineren Mengen, die verschluckt werden oder aus den Atemwegen in den Körper gelangen, bei den modernen Kortisonmedikamenten bereits beim ersten Durchgang durch die Leber vollständig abgebaut werden, sodass kein aktives Kortison in Ihrem Körper irgendein Unheil anrichten kann.

12.2 Asthma und Sex?

Asthma und Liebe? Asthma und Sex? Ist das ein Widerspruch? Müssen Sie sich darüber Gedanken machen?

Natürlich haben Sie schon einmal darüber nachgedacht, ob Ihr Asthma Einfluss auf Ihr Sexualleben und Ihr sexuelles Empfinden hat oder nicht. Und nicht erst, seitdem Sie verliebt sind. Aber Sie können die Sache ganz locker und entspannt angehen.

Mit Hilfe der Dauermedikamente, die morgens und/oder abends eingenommen werden, sollten keine Probleme auftreten. Auch bei einer tollen Liebesnacht. Im Gegenteil. Das Erlebnis wird zu einer Stabilisierung Ihres seelischen Gleichgewichtes beitragen. Sollte sich bei etwas artistischeren Übungen mit Ihrem Partner Luftnot melden, dann hilft das gleiche Vorgehen wie vor dem Sport:

> **MERKE**
> Es gibt für Asthmatiker keinerlei Grund, auf lustvolle Intimitäten und sexuellen Genuss zu verzichten.

- entweder ein oder zwei Hub des kurzwirksamen Beta-2-Mimetikums (siehe Tabelle 7, Seite 113)
- oder eine Tablette des Leukotrien-Rezeptorantagonisten Montelukast (z. B. Singulair®)
- oder beides vorsorglich einnehmen.

Die üblichen Asthmamedikamente beeinflussen nicht Ihre Stimmung und Ihre sexuelle Erregung. Lust oder Unlustgefühle haben auch nicht mit der Erkrankung selbst zu tun. Wie alle anderen Gefühle schwanken diese von Tag zu Tag und sind davon abhängig, in welcher Situation man steckt und wie Sie selbst sich gerade fühlen. Mit Asthma hat das nichts, aber auch gar nichts zu tun. Im Gegenteil, die Liebe, auch die körperliche, wird zu einer Verbesserung Ihres seelischen Gleichgewichtes beitragen.

12.3 Asthmamedikamente und die »Pille«

Wenn wir schon einmal beim Thema »Sex« sind. Wie steht es mit der Behandlung des Asthmas und der Einnahme der Pille? Auch hier gibt es für Sie Entwarnung. Die Pille beeinflusst die Wirkung der Asthmamedikamente nicht. Umgekehrt beeinflussen auch die Asthmamedikamente nicht die Wirkung der Pille. Also: »*alles im grünen Bereich*«.

12.4 Kinderwunsch, Kinderkriegen und Asthma

Gibt es ein Problem mit Ihrer Erkrankung, wenn Sie sich ein Kind wünschen und kriegen wollen? Die Antwort ist ein klares und bestimmtes: »Nein«. Asthma stellt kein Hindernis für eine Schwangerschaft dar. Mit einer auch sonst üblichen Behandlung und Vorsorge während der Schwangerschaft sind beide, Mutter und Kind, keinem erhöhten Risiko ausgesetzt.

> **MERKE**
>
> Die medikamentöse Behandlung ist während der Schwangerschaft und während der Stillzeit unbedingt fortzuführen.

Denn bei einer guten Asthmabehandlung verläuft auch die Geburt natürlich und unkompliziert. Wenn

> **MERKE**
>
> Erst durch Beendigung der Asthmabehandlung schaden Sie wirklich Ihrem Kind.

aber aus falscher Furcht vor einer Schädigung des werdenden Kindes die Asthmamedikamente abgesetzt werden, riskieren Sie das Auftreten von ernsten Komplikationen.

> **Gefahren einer in der Schwangerschaft abgesetzten Behandlung**
>
> 1. Verschlechterung des Asthmas bei der Mutter und
> 2. Asthmaanfälle können zu Sauerstoffmangel und damit zur Schädigung des werdenden Kindes führen.

12.5 Wie muss ich mein Asthma in der Schwangerschaft behandeln?

Etwa eine von 100 schwangeren Frauen leidet an Asthma. Obwohl während einer Schwangerschaft die Erkrankung zumeist stabil bleibt oder sich sogar bessert, beobachtet man bei etwa einem Fünftel der Schwangeren (jeder 20sten) eine Verschlechterung des Asthmas. Berücksichtigt man die Zahl der Schwangerschaften pro Jahr, ist das noch immer eine ansehnliche Zahl und deshalb ein häufiges Problem. Wie sollten Sie sich bei einer Schwangerschaft verhalten?

Das Ziel der Asthmatherapie in der Schwangerschaft müssen in erster Linie die weitgehende Kontrolle der Erkrankung und die Vermeidung schwerer Asthmaattacken sein. Dazu kommt, dass unter der Geburt die Anforderungen an unsere Atmung deutlich ansteigen. Verengte Atemwege müssen in dieser Phase zu Problemen führen.

> **MERKE**
>
> Die Asthmabehandlung auch und gerade in der Schwangerschaft ernst nehmen.

Asthmaanfälle sind mit einer Wachstumshemmung im Mutterleib, Senkung des Geburtsgewichtes, Neigung zu Frühgeburt und Spontanabort und letztlich sogar mit der Erhöhung der Kindersterblichkeit assoziiert. Die Konsequenzen liegen also klar auf der Hand.

Was kann ich tun?

1. Die Asthmabehandlung wie gehabt weiterführen, denn für die Behandlung des Asthma bronchiale gelten die gleichen Empfehlungen wie für nicht schwangere Asthmatiker.
2. Eine konsequente vorsorgliche entzündungshemmende Behandlung, vorzugsweise durch inhalative Kortikosteroide.
3. Ihr Beta-2-Mimetikum (Rettungsspray) bei Bedarf soll diese Maßnahmen ergänzen.
4. Theophyllin kann in einer Serumkonzentration bis 15 mg/l eingenommen werden (regelmäßige Blutspiegelkontrollen sind erforderlich!).

Welche Medikamente müssen Sie in der Schwangerschaft unbedingt meiden?

Bronchialerweiternde Medikamente
- Leukotrienhemmer Montelukast (keine Erfahrungen)
- Lipoxygenaseinhibitoren (in Deutschland nicht zugelassen)
- Adrenalin

Entzündungshemmende Medikamente
- Ketotifen
- Cyclosporin (keine Erfahrungen)
- Methotrexat oder

Antibiotika (bei eitriger Bronchitis/Pneumonie)
- Tetrazyklin
- Sulfonamide
- Gyrasehemmer

Allerdings gibt es einige Asthmamedikamente und einige Antibiotika (bei Auftreten von Husten mit eitrigem Auswurf), für die entweder keine Erfahrungen vorliegen oder die wirklich das werdende Kind schädigen können. Glücklicherweise sind das überwiegend Medikamente, die nur selten und bei schwerstem Asthma eingenommen werden.

12.6 Darf ich in der Schwangerschaft Kortison einnehmen?

Inhalative Kortikosteroide besitzen keinen ungünstigen Einfluss auf den Verlauf der Schwangerschaft, die Entwicklung des Kindes im Mutterleib oder die Geburt. Aus diesem Grunde können sie ohne Vorbehalte bei bestehender Schwangerschaft verabreicht werden. Andererseits verzögert ein ungenügend kontrolliertes Asthma bronchiale der Mutter nicht nur das Wachstum des Fötus im Mutterleib, sondern erhöht auch die Säuglingssterblichkeit, sodass eine antientzündliche Behandlung während der Schwangerschaft fortgeführt werden sollte. Auch während der Stillzeit bestehen keine Bedenken gegen inhalative Kortikosteroide, da sie nicht in die Muttermilch gelangen.

12.7 Wie kann ich verhindern, dass mein Kind Asthma bekommt?

Einige Kinder haben ein besonders hohes Risiko, allergisch zu werden, insbesondere wenn sie in Familien geboren werden, in denen es schon Allergiker gibt – z. B. die Eltern.

Risikofaktoren für die Entwicklung eines Asthmas

▎ Asthma oder Allergien in der Familie
▎ Ein (vor allem die Mutter) oder zwei Elternteile leiden an Allergien
▎ Passives Rauchen in der Kindheit
▎ Allergische Bereitschaft (Milchschorf als Neugeborenes)
▎ Niedriges Geburtsgewicht
▎ Männliches Geschlecht
▎ Ausbleibendes Stillen des Neugeborenen

Das Risiko der Entwicklung einer allergischen Erkrankung kann auch bei Ihrem Kind herabgesetzt werden. Hierzu sollten Sie gleich nach der Geburt folgende Verhaltensmaßregeln beherzigen.

CHECKLISTE 11

Wie kann ich die Gefahr einer Asthmaerkrankung bei meinem Kind herabsetzen?

✓ Stillen Sie Ihr Kind ausschließlich, möglichst vom 1. Lebenstag an bis zum 6. Lebensmonat.

✓ Lassen Sie sich von Ihrem Arzt beraten, welche Milch Sie dem Kind eventuell zusätzlich sowie nach der Entwöhnung geben sollen.

✓ Waschen Sie das Kind mit rückfettender Seife.

✓ Füttern Sie das Kind nicht vor dem 6. Lebensmonat mit fester Nahrung.

✓ Wenn Sie Ihrem Kind das erste Mal eine neue Kost geben, beginnen Sie mit kleinen Mengen.

✓ Halten Sie das Kinderzimmer staubfrei.

✓ Kaufen Sie nur Spielsachen, die gut zu säubern sind und sich bei 60 °C waschen lassen.

✓ Lüften Sie die Bettwäsche des Kindes, und reinigen Sie die Matratze täglich mit dem Staubsauger; das Kind sollte sich dabei nicht im Raum aufhalten. Das Bettzeug sollte 60 °C Waschtemperatur vertragen können.

✓ Halten Sie keine Haustiere – falls Sie schon welche besitzen, halten Sie diese vom Kind fern, und machen Sie sich mit dem Gedanken vertraut, sich von ihnen zu trennen.

✓ Waschen Sie die Appretur aus neu gekaufter Kleidung heraus.

✓ Kaufen Sie keine Wollsachen, die die Haut reizen können.

✓ Achten Sie auf die richtige Auswahl der Pflegemittel für Ihren Säugling. Sie sollten möglichst wenig allergisierend wirken (z. B. ohne Kräuterzusätze oder Duftstoffe).

✓ Halten Sie Schimmelpilze aus der Wohnung fern.

✓ Rauchen Sie niemals in Ihrer Wohnung – rauchen Sie am besten überhaupt nicht.

✓ Vertrauen Sie Ihrem Arzt und nicht irgendwelchen »Wunderkuren« oder »-heilern«.

Damit wir uns richtig verstehen. Diese Ratschläge schließen nicht aus, dass Ihr Kind trotzdem noch Asthma entwickelt. Aber wenn Sie sich hieran halten, kann das dazu beitragen, dass die Erkrankung vielleicht nicht oder in einer schwächeren Form auftritt.

12.8 Warum darf ich nicht rauchen?

Achtung! Achtung! Achtung! Rauchen und Asthma! Das ist ein ganz hinterlistiges Paar. Hier heißt es für Sie wirklich: »Aufgepasst!« Asthma ist eine atemwegsverengende Erkrankung. Und Rauchen führt ebenfalls zu einer Verengung der Atemwege. Und wenn beide zusammenkommen, dann kracht's im Gebälk, d. h. in Ihren Atemwegen. Vielleicht nicht

> **MERKE**
>
> Rauchen und Asthma können eine nicht mehr behandelbare, schwere Erkrankung zur Folge haben, für die es keine Rettung mehr gibt und die frühzeitig zum Tode führt.

sofort, weil Sie erst einmal ein paar Zigaretten gequalmt haben müssen. Aber irgendwann einmal – vielleicht in zehn Jahren oder vielleicht auch schon in einem Jahr – erwischt es Sie. Garantiert! Nicht selten nach einer verschleppten Infektion, zu der Sie als Raucher ohnehin neigen.

Das bedeutet ständig größte Luftnot, Tag und Nacht, für die Ihnen dann noch verbleibenden wenigen Jahre bis zu Ihrem Tod. Ich kenne einige Personen, denen es so ergangen ist. Das ist absolut grausam. Diesen Zustand wünsche ich Ihnen wirklich nicht. Damit Sie diesen Fehler nicht machen und Ihnen nicht ein solches Schicksal widerfährt, sitze ich hier und schreibe diese Zeilen.

Dabei verläuft das Ganze immer nach dem gleichen Muster. Erst hat man Asthma in der Jugend. Dann bildet sich das Asthma zunächst einmal zurück, und man fühlt sich besser. Ja, man vergisst vielleicht sogar, dass man jemals an Asthma gelitten hat. Nun beginnt man mit dem Glimmstängel. Und man gewöhnt sich daran vielleicht für 10 Jahre, wenn es hochkommt, auch für 20 Jahre. Aber dann knallt's, ich habe schon einige solcher »Karrieren« gesehen …

Und als werdende Mutter riskieren Sie, Ihren zukünftigen Nachwuchs für sein ganzes Leben zu schädigen. Denn Kinder einer rauchenden Mutter sind kleiner, haben ein geringeres Geburtsgewicht und sind auch bezüglich ihrer geistigen Fähigkeiten lebenslang benachteiligt. Rauchen beeinflusst aber nicht nur das werdende Kind im Mutterleib, sondern gefährdet auch das Neugeborene. Kinder von rauchenden Eltern leiden viel häufiger an Erkältungen und Infektionen der Atemwege als solche nicht rauchender Eltern. Hand aufs Herz: *Wollen Sie das Ihrem Kind wirklich antun?*

Ob es Ihnen gefällt oder nicht, ob es für Sie ein Problem ist oder nicht – die einzige sinnvolle Schlussfolgerung für Sie muss sein:

Ihrem Kind zuliebe:
Schluss mit dem Rauchen! Und zwar für immer!

Übrigens gefährdet Rauchen Ihr Kind auch nach der Geburt. Denn beginnen Sie nach der Geburt wieder mit dem Rauchen, nachdem Sie es während der Schwangerschaft eingestellt hatten, besteht für Ihr Kind ein doppeltes Risiko, am »plötzlichen Kindstod« zu versterben! Ehrlich, ich kann mir einfach nicht vorstellen, dass Sie Ihren ganzen Stolz dieser Gefahr aussetzen wollen!

> **MERKE**
>
> Niemand sollte rauchen, aber als Asthmatiker besteht bei Ihnen ein absolutes Rauchverbot!

12.9 Sinn und Unsinn alternativer Heilmethoden bei Asthma

Gut gemeinte Ratschläge kriegt man immer und überall. Einer der häufigsten davon ist das Argument »Medikamente ständig einzunehmen ist nicht gut«. Und: »Es gibt doch auch noch alternative Heilmethoden und Naturheilverfahren.« »Diese Verfahren sind natürlich und deshalb ohne Gift.« »Medikamente vergiften nur den Körper.« Ich halte diese Argumentation für großen Quatsch.

> **MERKE**
>
> Gut gemeinte Ratschläge zur Asthmabehandlung sind oft höchst riskant und gefährden Ihr Leben!

Man kann es Ihren Freunden, Verwandten oder Bekannten nicht übel nehmen, denn sie meinen es gut. Aber sie wissen nicht, wovon sie sprechen. Tatsächlich meinen manche, die es probiert haben, nach Beginn einer solchen »alternativen« Behandlung eine kurz anhaltende, günstige Wirkung zu verspüren, was aber nur auf der seelischen Beeinflussung und nicht auf körperlichen Veränderungen beruht. Diese Wirkung ist kurz. Man kann auch nicht ausschließen, dass es immer wieder Asthmatiker gibt, die von solchen Methoden langfristig profitieren. Aber bedenken Sie bitte, diejenigen, bei denen es zu einer Verschlechterung kommt oder bei denen die Beschwerden zugenommen haben, reden nicht davon. Oder sie können nicht mehr darüber reden, weil sie verstorben sind. Es handelt sich mit Sicherheit um die »stille Mehrheit«. Denn es gibt nicht eine Untersuchung, die nach allgemein gültigen Kriterien durchgeführt wurde und die einen Behandlungserfolg einer der nachfolgenden Methoden belegt hätte.

Welche »alternativen Methoden« angeboten werden:

Homöopathie: eine Behandlung durch Wirkstoffe in extrem geringer Menge unter der Vorstellung, dass schwache Reize die Lebensfunktionen anregen. Vorsicht walten lassen!

Akupunktur: beruht auf der Annahme, dass die Akupunkturpunkte auf unsichtbaren Leitlinien, den so genannten »Meridianen« des Körpers, liegen, die im Zusammenhang mit bestimmten Organen stehen. Die Akupunktur ist aus meiner Sicht die einzige Methode, die als Versuch noch akzeptiert werden kann.

Negative Ionen: Das Prinzip beruht auf der Beobachtung, dass höhere Konzentrationen positiver Ionen (z. B. bei Gewitter) zu einer Verkrampfung der Luftwege führen. Mit Apparaten, die negative Ionen erzeugen, sollen die Atemwege erweitert werden.

Magnetresonanztherapie: beruht auf der Einwirkung von so genannten »schwingenden« (pulsierenden) Magnetfeldern, die um eine bestimmte Körperregion erzeugt werden. Diese sollen einen »dynamischen Effekt« im Gewebe erzeugen und den Ionentransport an den Zellmembranen aktivieren und Stoffwechselprozesse steigern. Ziel der Magnetresonanztherapie ist es, eine Verbesserung des Zellstoffwechsels zu erzielen. Dadurch kommt es zu einer Reduzierung der Schmerzen.

Wenn Sie diese Methoden unbedingt ausprobieren müssen, weil Sie nichts ungenutzt lassen wollen (was durchaus verständlich ist), dann nur unter einer Bedingung: Die bisher von Ihnen durchgeführte Behandlung muss unverändert fortgeführt werden! Dann probieren Sie es aus.

169

Hier noch ein Tipp meinerseits:

> **TIPP**
>
> Vorsicht bei »alternativen Methoden«, wenn diese mit großen Versprechungen angepriesen werden.

Höchstverdächtige Merkmale so genannter Asthmaheilungen von Halsabschneidern, die mit Ihrer Krankheit »Kohle« machen wollen

- »Wissenschaftlicher Durchbruch«, »Wunderheilung«, »exklusives Produkt«, »geheime Zusammensetzung« und »altertümliches Mittel«.
- Produkte, die mit Gesundheitschinesisch und komplizierten oder kaum leserlichen Bezeichnungen angepriesen werden, eigentlich nur, um die fehlende wissenschaftliche Grundlage der Empfehlung zu verschleiern.
- Einzelne Fälle von geradezu unglaublichen Heilungen.
- Hinweise auf »berühmte« Ärzte, die diese Behandlung empfehlen.
- Eine Liste verschiedenster Beschwerden, die durch das angepriesene Medikament oder die Methode ganz und gar geheilt werden können.
- Hinweise, dass das Produkt nur für eine kurze Zeit zur Verfügung steht oder aus den USA stammt. Das jedoch gibt es nicht. Ist das Medikament wirklich gut, wird es gerade in unseren Zeiten der Globalisierung auf der ganzen Welt angeboten.

Wenn Sie sich einer solchen Behandlung hingeben, dann überprüfen Sie deren Effekt durch objektive Verfahren (Lungenfunktion), und messen Sie Ihren PEF-Wert, notieren Sie die Häufigkeit von Anfällen, die Zahl der durch Asthma gestörten Nächte sowie die Häufigkeit des Bedarfs Ihres Rettungssprays, und tragen Sie all das in Ihr Asthmatagebuch ein. So können Sie sich selbst sehr schnell ein Bild davon machen, wie viel Ihnen diese »alternative Behandlung« wirklich hilft. Bedenken Sie zum Schluss auch noch, dass die Krankenkasse die Kosten für »alternative Heilmethoden« nicht übernimmt und Sie diese aus der eigenen Tasche bezahlen müssen. So versucht man, an Ihr Geld zu kommen ...

12.10 Welche Gefahren bestehen für mich beim Autofahren?

Eigentlich sind die Gefahren für Sie gering erhöht. Denn Sie kommen mit Reizstoffen (Abgase) in Kontakt. Sie sitzen bei Hitze in einer Kabine. Dämpfe treten auf. Und der Airbag besteht aus Latex. Aber nur ganz selten kann der Airbag einen schweren Asthmaanfall auslösen. Das gilt insbesondere dann, wenn Sie auf Latex allergisch reagieren.

Trotz erhöhter Anfallgefahr können Asthmatiker auf die schützende Funktion eines Airbags nicht verzichten. Die Ergebnisse vorliegender Untersuchungen unterstreichen vielmehr die Notwendigkeit einer optimalen Behandlung. Nur dadurch ist der Schutz vor Asthmaattacken auch in kritischen Situationen, wie sie beim Autofahren auftreten können, gewährleistet.

12.11 Sind Sie als Asthmatiker durch Langstreckenflüge gefährdet?

Bei den heute üblichen Flughöhen von bis zu 10 000 Metern muss zumindest bedacht werden, dass der Kabineninnendruck von Flugzeugen etwa einer Höhe von 2 500 Metern entspricht. Mit zunehmender Höhe nimmt der Umgebungsluftdruck ab und damit auch der arterielle Sauerstoffdruck auf etwa 60 mmHg – normal sind 70 bis 100 mmHg. Auch die relative Luftfeuchtigkeit sinkt auf ca. 15 % (normal sind ca. 40 bis 50 %) ab. Die trockene Luft im Flugzeug kann die Schleimhäute reizen und zu Wasserverlust führen. Das sind die Faktoren, die Ihnen möglicherweise Probleme bereiten.

Nach den Erfahrungsberichten der Fluggesellschaften geht aber die Hälfte aller »In-Flight«-Notfälle auf Herz-Kreislauf-Erkrankungen zurück. Dann folgen mit 10 % akute Schmerzzustände einschließlich Koliken und an dritter Stelle Magen-Darm-Beschwerden. Atemwegsnotfälle sind also verhältnismäßig selten. Das sollte Sie beruhigen und Ihnen sagen, dass Sie wahrscheinlich während eines Langstreckenfluges nicht von Ihrem Asthma belästigt werden.

Für auftretende Notfälle an Bord sind die Fluggesellschaften zunehmend besser gerüstet. So ist beispielsweise bei der Lufthansa in 85 Prozent aller Langstreckenflüge auch ein Mediziner an Bord. In jeder Maschine befindet sich neben einer Bordapotheke und einem Erste-Hilfe-Set auch ein Notfallkoffer, der so genannte »Doctor's kit«. Sind Sie sich nicht sicher, fragen Sie einfach bei der Fluggesellschaft nach.

> **TIPP**
>
> Nehmen Sie auf jeden Fall Ihre eigenen Notfallmedikamente im Handgepäck mit. Dann kann eigentlich überhaupt nichts schief gehen.

Aber wie gesagt, Probleme bei Langstreckenflügen sind sehr selten und, wenn Sie Ihre Medikamente regelmäßig einnehmen, praktisch auszuschließen.

12.12 Der Ohrendruck – was kann ich tun?

Der notwendige Druckausgleich in den Stirn- und Kieferhöhlen und im Mittelohr wird normalerweise durch Gähnen, Kauen oder Schlucken aktiv unterstützt. Bei geschwollener Schleimhaut, wie das bei einer Erkältung oder beim Asthma mit Heuschnupfen vorkommt, gelingt der Ausgleich nur schwer, was zu starken Ohrenschmerzen führen kann. Asthmatikern und erkälteten Passagieren kann ich daher empfehlen, vor dem Start ein schleimhautabschwellendes Nasenspray zu benutzen. Zudem ist es für Asthmatiker sinnvoll, vor dem Start ihre Medikamente einmal zusätzlich einzunehmen.

12.13 Kann ich im Urlaub Sport treiben?

Manch einer möchte sich im Urlaub nicht nur auf die faule Haut legen, sondern auch Sport treiben. Und das ist nicht nur gut so, sondern ganz und gar zu begrüßen. Prinzipiell überhaupt kein Problem, denn ein vernünftig aufgebautes Bewegungsprogramm gehört mittlerweile als fester Bestandteil zur Asthmatherapie. Sprechen Sie auch hierüber vor dem Urlaubsantritt mit Ihrem Arzt – speziell, wenn Sie einen Berg- oder Tauchurlaub planen. Allergiepatienten sollten darauf achten, dass sie ihr Bewegungsprogramm in allergenfreie Zeiten und Zonen legen. Achtung:

> **MERKE**
>
> Eine Joggingrunde bei hohen Ozonwerten oder eine Wandertour durch blühende Wiesen gehört besser nicht auf den Urlaubsplan.

Speziell Lungenpatienten benötigen außerdem vor dem Urlaub eine gute Impfberatung. Denn manche Medikamente vertragen sich nicht gut mit bestimmten Impfstoffen.

12.14 Darf ich tauchen?

Die trockene Atemluft aus der Pressluftflasche sowie die überschießende Urinproduktion durch Immersion (»Taucher-Diurese«) fördern die Eindickung des Atemwegsschleims und damit auch den Verschluss der Atemwege. In Verbindung mit der typischen bronchialen Hyperreagibilität und der vermehrten Schleimbildung bei Asthmatikern kann dies bei diesen Patienten schwere Atemnot verursachen.

Noch bis vor wenigen Jahren galt daher: *Asthmatiker haben unter Wasser nichts zu suchen.* Inzwischen kann diese Frage je nach der Krankheitsaktivität des Einzelnen abgewogen werden. Denn ein generelles Verbot leuchtet nach dem heutigen Wissensstand nicht ein. Viel wichtiger bei der Beurteilung ist,

- was bei Ihnen Anfälle auslöst,
- wie gut Ihre Lunge funktioniert,
- wie gut Sie mit Ihrer Atmung vertraut sind und
- wie verlässlich die Asthmabehandlung Sie vor unverhofften Asthmaattacken schützt.

Wer regelmäßig und ohne besonderen Anlass unter spontanen Anfällen leidet, sollte dem Tauchsport allerdings Lebewohl sagen. Weniger strikt kann die Angelegenheit bei beschwerdefreien Patienten ohne Einschränkung der Lungenfunktion gehandhabt werden, selbst wenn diese regelmäßig Asthmamedikamente benötigen. Denn bei ihnen liegt zumindest eine deutlich gestörte Bronchialreaktion vor. Im Einzelfall kann Ihr Pneumologe nach einer Untersuchung in solchen Fällen »grünes Licht« für den Gang in die Tiefe geben.

Deutlich weniger Probleme beim Tauchen haben Menschen mit allergischem Asthma und normaler Lungenfunktion im anfallsfreien Intervall.
Denn nicht zu Unrecht formulierte Professor Albert Bühlmann, weltweit
anerkannter Tauchexperte und Lungenspezialist: »Warum soll ein Mensch,
der empfindlich auf Katzenhaare reagiert, nicht tauchen gehen? Die Wahrscheinlichkeit, dass ihm da unten eine Katze begegnet, ist doch relativ gering!«

Allerdings dürfen auch Sie ohne ärztliche Erlaubnis nicht unkontrolliert und
hemmungslos in die Tiefe tauchen. Zusätzlich sollten ein paar Grundregeln
zum Schutz Ihrer Gesundheit eingehalten werden (siehe Checkliste 12).

CHECKLISTE 12

Tauchen – worauf muss ich achten?

- ✓ Keine Tauchgänge bei körperlichem Unwohlsein, Husten, bronchialen
  Reizungen oder am Tag nach einem Asthmaanfall.
- ✓ Keine anstrengenden Tauchgänge (Strömungstauchgänge) planen.
  Ausnahme: Drift-Dives.
- ✓ Keine Tauchgänge in sehr kaltem Wasser (Eistauchgänge).
- ✓ Keine besonders tiefen Tauchgänge.
- ✓ Nur langsame und kontrollierte Aufstiege.

Anhang

Adressen für nähere Informationen zum Thema »Asthma«

A. Allgemeine Informationen

Allgemeine Adressen:
Deutsche Atemwegsliga e. V.
Burgstraße 12
33175 Bad Lippspringe
Tel.: 0 52 52/93 36 15

Patientenliga Atemwegs-
erkrankungen e. V.
Berliner Straße 84
55276 Dienheim
Tel.: 0 61 33/35 43
Fax: 0 61 33/42 45 57
Ortsverbände unter:
http://www.patientenliga-atemweg.de/

Unabhängige Informationsquellen:
Deutsche Atemwegsliga e. V.
http://www.atemwegsliga.de/screen/screen_frameset.htm
Gute Downloads zu Spezialfragen wie Reisen oder Schwangerschaft, Downloads zu Asthma bei Kindern und Erwachsenen auf Türkisch

Arbeitsgemeinschaft Lungensport
http://www.lungensport.org

Informationen für Laien der Uniklinik Gießen (viele ausführliche Beschreibungen der einzelnen Inhalationsmöglichkeiten und Inhalationshilfen).
http://www.uniklinikum-giessen.de/pneumologie/Kinderasthma.html

Universitätsklinik Wien:
http://www.asthma-lunge.at/

Deutscher Allergie- und Asthmabund:
http://www.daab.de/index.cfm

Allergien, Umwelt, Gesundheit – von Kinderumwelt gGmbH
http://www.allum.de/index.php?mod=krankheiten&k_id=15

SAPP – Schweizer Arbeitsgemeinschaft für Pädiatrische Pneumologie
(Besonders gut: praktische Tipps und Erfahrungen von Müttern asthmakranker Kinder):
http://www.kinderlunge.ch/

Seite von Kur und Reha (Paritätischer Wohlfahrtsverband)
http://www.asthma-bronchiale-info.de/

Ephesus Gesellschaft für medizinische Gesundheitsportale:
http://www.rund-um-asthma.de

Seiten für Kinder:
http://www.sandra-voelker-stiftung.de/index/index.php

Schüler-Asthma-Notfallplan zum Ausdrucken
http://www.pina-infoline.de/aktion_schule/9_notfallplan.pdf

Spiel: Don't kiss a smoker
http://web138.s4.typo3server.com/de/04fun/set-01.html

Pollenflugvorhersage:
Deutscher Wetterdienst
http://www.wetteronline.de/pollen.htm

http://www.wetter.net/pollen.html

Polleninformationsdienst (PID)
http://www.pollenstiftung.de

B. Berufswahl

Informationen erhalten Sie bei folgenden Stellen:

1. Bundesanstalt für Arbeitsmedizin und Arbeitsschutz (BAuA)
Internetadresse:
http://www.baua.de/index.htm

2. Europäische Agentur für Sicherheit und Gesundheitsschutz am Arbeitsplatz
Internetadresse:
http://de.osha.eu.int/good_practice/
Hier wird auch folgendes Buch angeboten:
»Jo. B. – Das Job-Lexikon«, 216 Seiten.
Stand: Januar 2001
Diese Broschüre ist für junge Menschen gemacht, die entweder von der Schule in die Berufs- und Arbeitswelt hinüberwechseln oder schon im Beruf stehen. Sie gibt u. a. Informationen zu den The-

men Berufswahl, Ausbildung, Arbeit und Sozialversicherung, Arbeitsschutz, Rehabilitation und Umschulung.
Online bestellen A 103
oder online lesen (847 KB).
(http://194.145.122.31/jo_b/html/site/index.html)

3. Berufsbildungswerke
http://www.bma.bund.de/download/broschueren/a713.pdf

4. Bundesministerium für Arbeit und Soziales, Informationen, Publikationen, Redaktion
Postfach 500, 53105 Bonn (E-Mail: info@bma.bund.de; Internet: http://www.bma.bund.de)

5. Hauptverband der gewerblichen Berufsgenossenschaften (HVBG)
Alte Heerstraße 111, 53754 Sankt Augustin (Internet: http://www.hvbg.de/)

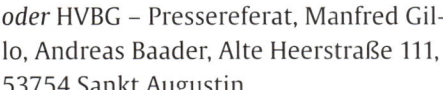

oder HVBG – Pressereferat, Manfred Gil-
lo, Andreas Baader, Alte Heerstraße 111,
53754 Sankt Augustin,
Tel.: 0 22 41/2 31-22 22,
Fax: 0 22 41/2 31-13 91,
E-Mail: presse@hvbg.de

6. Deutscher Allergie- und Asthmabund e. V. (DAAB)

Hier finden Sie Informationen zum
Thema Berufswahl und beruflich bedingte Allergien. Die Merkblätter
können per E-Mail bestellt werden.

7. Latexallergie-Informationsvereinigung e. V.

Postfach 21 04 13
72027 Tübingen;
Internet: http://www.laiv.de
oder
Allergiedokumentations- und
Informationszentrum (ADIZ)
Burgstraße 12
33175 Bad Lippspringe

C. Urlaub

1. Ärztliche Versorgung am Urlaubsort:

Abrufbar vom ADAC (für Mitglieder).

Deutscher Allergie- und Asthmabund
(DAAB)
Anwahl aus dem Ausland Tel.:
für Deutschland +49/21 61/81 49 40
Fax: +49/21 61/8 14 94 30
E-Mail: daab@vva.com

2. Informationen zum Pollenflug im Ausland

Stiftung Deutscher Polleninformationsdienst (PID)
Burgstraße 12
33175 Bad Lippspringe
Tel.: 0 52 52/5 20 81

3. Raucherfreie Hotels, Restaurants, Gaststätten und Pensionen

Nichtraucher-Initiative Deutschland e.V.
Carl-von-Linde-Straße 11
85716 Unterschleißheim
Tel.: 0 89/3 17 12 12
Fax: 0 89/3 17 40 47
E-Mail: nid@nichtraucherschutz.de
Homepage: http://ni-d.de/

Auch zu bestellen oder online
*»Der Gastronomieführer für Nichtrau-
cher«*
Ausgabe 2001/2002

D. Reisen

Deutscher Allergie- und Asthmabund
e.V. (DAAB),
Hindenburgstraße 110
41061 Mönchengladbach
Tel.: 0 21 61/81 49 40

»Ratgeber Reisen« vom Deutschen Aller-
gie- und Asthmatikerbund e. V. listet die
Adressen und Vorsorgemaßnahmen für
Asthmatiker bei Fluggesellschaften auf
(7 Euro plus Porto).

E. Rauchen

Wissenswertes zu den Möglichkeiten
der Raucherentwöhnung
http://www.dkfz.de/rauchfrei2002/

No Smoke: Alles über das Rauchen
www.rauchen.de/frames.htm

Kinder stark machen, Suchtprophylaxe
www.bzga.de

http://feel-free.info/de/index-ge.htm

http://www.ift-nord.de/ift/jbsf/

BertelsmannSpringer und der DGN
Services
http://www2.lifeline.de/infoline/
raucherentwoehnung/

http://www.medizin.uni-tuebingen.de/
ukpp/akr/

www.nichtraucher.de

Nichtraucher-Initiative Deutschland
Carl-von-Linde-Straße 11
85716 Unterschleißheim
http://www.rauchen.de/frames.htm

http://www.rauchfrei.de/start.htm

F. Pollenfluginformation für das Ausland

Deutscher Allergie- und Asthmabund e.V.,
Bundesgeschäftsstelle
Deutscher Allergie- und Asthmabund
e.V.
Hindenburgstraße 110
41061 Mönchengladbach
Tel.: 0 21 61–81 49 40
Fax: 0 21 61–81 49 430

www.daab.de
E-Mail: info@daab.de
Ihr Kontakt
Beratungshotline:
Tel.: 0 21 61/1 02 07
(Mo.-Fr.: 9.30–12.30 Uhr)
Fax: 0 21 61/20 85 02
Zeitschrift »Allergie Konkret«

Kleines Asthmalexikon – von Acarinae bis Zyanose

Acarinae, Milben; bestimmte Arten der Milben leben im Hausstaub und im Bettzeug können bei bestimmten Menschen Allergien verursachen (Hausstaubmilbenallergie).

Aerosol, in kleinste Partikel zerstäubtes Medikament, was z. B. mit Hilfe eines Inhalators (siehe dort) bei der Behandlung des Asthmas eingesetzt wird.

Aerosoltherapie, die im Nebel feinstverteilten Arzneistoffe (Aerosol) gelangen beim Einatmen direkt in die Bronchien. Dadurch erreichen die Medikamente die Atemwege direkt und können dort schnell ihre Wirkung entfalten. Nebenwirkungen an anderen Organen bleiben so aus. Das Medikament wird bei einer Aerosoltherapie über ein Inhalationsgerät verabreicht (Dosieraerosol, Pulverinhalator, Feuchtinhalator, Dampfvernebler und Ultraschallvernebler).

Ätiologie, Lehre von den Krankheitsursachen.

Akarazide, Milbenabtötende Mittel zur Reinigung von nicht aus der Wohnung entfernbaren Teppichen und stoffbezogenem Mobiliar bei Milbenallergie (z. B. Akarex®).

Allergen, ein Eiweiß, das allergische Reaktionen auslösen kann (z. B. Allergene von Hausstaubmilben, Pollen, Tierhaare usw.).

Allergie, Überempfindlichkeit oder übermäßige Reaktion des Organismus gegenüber bestimmten Fremdstoffen (den Allergenen), die für die meisten Menschen zwar harmlos sind, aber bei bestimmten Personen nach wiederholtem Kontakt (»Sensibilisierung«) als »gefährlich« eingestuft werden müssen.

Allergiediagnostik, umfasst alle Maßnahmen, die zur Feststellung/Diagnose einer Allergie notwendig sind. Hierzu gehören z. B. der Prick-Test (Hauttest), Laborbestimmungen (Rast-Test, IgE-Antikörper) und der Provokationstest.

Allergieimpfung, eine Behandlungsform, bei der durch regelmäßige Verabreichung des Allergieauslösenden Stoffes die Empfindlichkeit des Körpers, auf bestimmte Allergene zu reagieren, herabgesetzt wird (siehe auch »Hyposensibilisierung«).

Allergologe, Spezialist auf dem Gebiet allergischer Erkrankungen; Facharzt, häufig ein Lungenarzt (siehe Pneumologe), Hautarzt (Dermatologie) oder Hals-Nasen-Ohren-Arzt (HNO-Arzt).

Allergologie, medizinisches Fachgebiet, das sich mit der Erforschung und Behandlung von Allergien beschäftigt.

Analgetika, eine bestimmte Klasse von Schmerzmitteln (Salizylsäure, Aspirin, Paracetamol u. a.), die bei bestehender Analgetikaunverträglichkeit zu z. T. lebensbedrohlichen Situationen führen können (siehe auch »Analgetikaunverträglichkeit« und »Analgetikaasthma«).

Analgetikaasthma, teilweise schwerste Atemnotanfälle, die bei bestehender Unverträglichkeit (Intoleranz) nach Einnahme bestimmter Schmerzmittel (siehe unter »Analgetika«) auftreten.

Analgetikaunverträglichkeit, Überempfindlichkeit des Körpers gegenüber bestimmten Analgetika (Schmerzmitteln, siehe auch »Analgetika«), die nach Einnahme zu z. T. schweren und lebensbedrohlichen asthmatischen Beschwerden führen können (Analgetikaasthma).

Anamnese, Gespräch des Arztes mit dem Patienten, um Informationen über die aktuellen Beschwerden und seine Krankengeschichte. Sie bildet die Grundlage für die Diagnose.

Anaphylaxie, allgemeine Bezeichnung für Überempfindlichkeitsreaktionen, genauer eine allergische Reaktion, die durch IgE vermittelt wird: kann lokal oder im ganzen Körper ablaufen; Letzteres wird dann als »anaphylaktischer Schock« bezeichnet.

Anaphylaktische Reaktion, schnell einsetzende, lebensbedrohliche Kreislaufreaktion auf bestimmte Allergene. Sie kann zu einem Kollaps und einem Schock führen (anaphylaktischer Schock).

Anaphylaktischer Schock, eine besonders starke allergische Reaktion, die mit Quaddelbildung, Atemnot und erniedrigtem Blutdruck einhergeht und als lebensbedrohlich angesehen werden muss.

Antigen, Substanz, die die Bildung gegen das Antigen gerichteter (spezifischer) Antikörper (Abwehrstoffe) durch das Immunsystem auslöst (siehe »Antikörper«).

Antiallergika, Medikamente, die bei der Behandlung von Allergien eingesetzt werden (Antihistaminika, Kortison usw.)

Antibiotische Therapie, Behandlung mit Bakterientötenden Medikamenten (Antibiotika).

Antihistaminika, antiallergisch wirkende Medikamente, die die Wirkung von Histamin bei der allergischen Reaktion blockieren (siehe Antiallergika).

Antikörper, allgemein vom Körper gebildete Eiweiße, die nach dem Eindringen von Fremdstoffen (Antigenen) im Blut zirkulieren und für dessen Immunabwehr zuständig sind (Synonym: Immunglobuline). In der Allergologie bezieht sich der Begriff in erster Linie auf das Immunglobulin E, das gegen die verschiedenen Allergene gerichtet ist.

Anti-Leukotriene (Leukotrienhemmer, Leukotrienrezeptorantagonisten), anti-asthmatische Medikamente, die entzündungshemmend und atemwegserweiternd wirken. Sie eignen sich auch zur Behandlung des sog. »Anstrengungsasthmas« und des durch Arzneimittel (z. B. Aspirin®) ausgelösten Asthmas.

Antitussiva, Substanzen, die geeignet sind, den Husten zu stillen.

Asthmaanfall, eine durch eine Atemwegsverengung meist plötzlich auftretende, schwere Atemnot, die sich bis zu einem anhaltenden und stets lebensbedrohlichen Anfall (Status asthmaticus) steigern kann.

Anstrengungsasthma, eine besondere Form des allergischen oder nichtallergischen Asthmas, bei der es vor allem unter körperlicher Anstrengung (z. B. Sport) zu Asthmabeschwerden kommt (auch Belastungsasthma genannt).

Asthma bronchiale, chronische Atemwegserkrankung meist allergischen Ursprungs, die durch zeitweilige Verengung der Atemwege, Atemnotanfälle, durch giemende (»pfeifende«) Atemgeräusche, Husten und überempfindliche Atemwege gekennzeichnet ist (siehe auch Bronchialasthma).

Asthma cardiale, bezeichnet das sog. mit Atemnot und Husten einhergehende »Herzasthma«, beruht auf einer Funktionsstörung der linken Herzhälfte infolge eines Rückstaus des Blutes in den beiden Lungenflügeln. Ursache dafür ist eine verminderte Pumpleistung des Herzens.

Asthmatagebuch, ein kleines Büchlein, in dem die gemessenen Peak-Flow-Werte und andere Besonderheiten eingetragen werden, wie z. B. Häufigkeit und Schwere von Husten, Auswurf und Atemnot, der Einsatz des Notfallsprays sowie anderer Besonderheiten (Bronchialinfekt, Fieber, verfärbter Auswurf). Es dient der besseren Einschätzung der Erkrankungsschwere durch den Arzt.

Asthmoide Emphysembronchitis, veralteter und heute nicht mehr gültiger Begriff, der Asthma mit der durch Rauchen ausgelösten chronisch-obstruktiven Bronchitis in einen Topf wirft.

Atemgymnastik, bezeichnet verschiedene körperliche Übungen zur Verbesserung der Atmung. Dazu gehört, dass der Patient richtig, d. h. physiologisch richtig, atmet. Dafür sollte die gesamte Atemmuskulatur regelmäßig trainiert sowie die Zwerchfell-(Bauch-)Atmung, Brustatmung und Flankenatmung bewusst geübt werden. Darüber hinaus sollten atemerleichternde Techniken/Körperhaltungen eingeübt werden.

Atemhilfsmuskulatur, bestimmte Muskeln des Brustkorbs und Schultergürtels, die die normalen Atemmuskeln (Zwischenrippenmuskulatur, Zwerchfell) z. B. bei einem Asthmaanfall unterstützen.

Atemstoßtest, ein Test, der die Sekundenkapazität misst (Lungenfunktionsprüfungen). Dabei wird die Luftmenge gemessen, die bei kräftiger Ausatmung in einer Sekunde ausgeatmet/ausgestoßen werden kann. Der Wert ist bei Asthma bronchiale durch die Verengung der Bronchien vermindert.

Atemwegsobstruktion, Verengung des Bronchialsystems (z. B. bei einem Asthmaanfall) durch Krampf der Bronchialmuskulatur, Schleimhautschwellung, Verlegung durch zähen Schleim.

Atopie, erblich bedingte Neigung (Veranlagung) zur Entwicklung allergischer Erkrankungen, wie z. B. allergischer Rhinitis (Heuschnupfen), allergischen Asthmas und atopischem Ekzems (= Neurodermitis).

Autohaler, ein mit Treibgas betriebenes Inhalationsgerät, bei dem die Freigabe der Substanz aus dem Dosieraerosol durch das Einatmen ausgelöst wird.

Basistherapie, regelmäßig einzunehmende (meist morgens und abends) Antiasthmatika. Mit den Dauermedikamenten (= Basistherapie) werden die entzündlichen Vorgänge beim Asthma (inhalatives Kortison) behandelt und eine längerfristige Bronchialerweiterung möglich gemacht.

Basistherapeutika, Medikamente, die für die Basistherapie geeignet sind. Man nennt sie beim Asthma auch Controller.

Beclomethason, spezielles zur Inhalation geeignetes Kortison der 1. Generation.

Bedarfsmedikation (Bedarfsmedikamente), nur bei Asthmabeschwerden einzunehmende (meist Beta-2-Mimetikum, Notfallspray) Antiasthmatika (Gegensatz: Dauermedikation).

Belastungsasthma (Anstrengungsasthma), Auftreten von Asthmasymptomen bei körperlicher Belastung – verbunden mit Atemnot und/oder Husten.

Berufsbedingtes Asthma, ein allergisches oder nichtallergisches Asthma, das durch Allergene oder andere Substanzen des beruflichen Umgangs ausgelöst wird (z. B. Mehlstaub beim Bäcker, Holzstaub beim Tischler, Lösungsmittel der Farbe beim Maler, Lötdämpfe beim Elektriker).

Blutgasanalyse, Messung von Sauerstoff und Kohlendioxid im sauerstoffreichen (arteriellen) Blut. Sie erlaubt eine Aussage zur Schwere der Lungenfunktionsstörung.

Bronchialasthma (Asthma bronchiale), chronischentzündliche Reaktion der Atemwege, die meist durch Allergene ausgelöst wird und zu wiederholten wiederkehrenden Atemnotanfällen (Bronchospasmus), Husten und zu überempfindlichen Atemwegen (Bronchiale Hyperreaktivität) führt (siehe Asthma bronchiale).

Bronchiale Hyperreaktivität, Überempfindlichkeit der Atemwege (immer beim Asthma), die bei Kontakt mit allergenen und nichtallergenen Auslösern zu einer überschießende Reaktion der Bronchien mit Atemnot und Husten führt (Asthmaanfall).

Bronchialtoilette, Entfernen von Schleim aus den Bronchien, kann vom Asthmatiker nach Einübung selbst ausgeführt werden.

Bronchodilatator, Medikamentenklasse, die die Bronchien durch Erschlaffung der Atemmuskulatur erweitert. Hierzu gehören Beta-2-Sympathomimetika, Theophyllin und Anti-Leukotriene).

Bronchospasmus (Atemwegsobstruktion), Verkrampfung der Bronchialmuskulatur; führt zu Asthmasymptomen.

Bronchospasmolyse, bezeichnet die Auflösung des Muskelkrampfes in den Bronchien. Zur Bronchospasmolyse werden Bronchospasmolytika (meist Beta-2-Sympathomimetika) verwendet.

Bronchospasmolytikum, bezeichnet Medikamente, mit denen man einen Muskelkrampf der Bronchien auflösen kann (meist Beta-2-Sympathomimetika).

Budesonid, spezielles zur Inhalation geeignetes Kortison der 2. Generation.

Ciclesonid, neues, zur Inhalation geeignetes Kortison der 3. Generation, das als nichtaktive Vorstufe inhaliert und erst in den Atemwegen zur aktiven Substanz umgewandelt wird.

Cromoglycinsäure, Medikament zur Vorbeugung allergischer Reaktionen (Mastzellblocker), kommt heute nur noch bei Kindern zum Einsatz.

Dampfvernebler, Gefäß mit heißem Wasser für die Einatmung von warmem Wasserdampf.

Dauermedikation, regelmäßig einzunehmende (meist morgens und abends) Antiasthmatika (Gegensatz: Bedarfsmedikamente).

Dexomethason, nicht zur Inhalation geeignetes Kortison.

Diagnostik, umfasst alle Maßnahmen, die zur Feststellung bzw. Diagnose einer Erkrankung notwendig sind (siehe Allergiediagnostik).

Diskus, Inhalationsgerät zur Pulverinhalation.

Differenzialdiagnose, viele Erkrankungen (so auch Asthma bronchiale) zeigen Symptome (z. B. Husten, Auswurf, Atemnot), die auch auf andere Erkrankungen (so z. B. auf die COPD oder eine Herzkrankheit) hinweisen könnten. Auf dem Wege einer Differenzialdiagnose muss der Arzt alle Krankheiten, die die vorliegenden Symptome aufweisen, in Betracht ziehen und ausschließen.

DNCG, siehe Cromoglycinsäure.

Dosieraerosol, ein Inhalationsgerät zur Abgabe von Asthmamedikamenten in Form eines Sprays (Aerosols), das bei jedem Sprühstoß (Hub) das Medikament als Gas-Wirkstoff-Gemisch (Aerosol) in bestimmter Menge und gleich bleibender Zusammensetzung zum Inhalieren freigibt.

Dermatitis, Entzündung der Haut, z. B. bei Allergie (atopische Dermatitis).

Düsenvernebler, elektrisch betriebenes Inhalationsgerät mit einer bestimmten Technik zur Aerosolherstellung aus Medikamenten. Eine andere Technik verwenden die Ultraschallvernebler.

Dyspnoe (Atemnot), ein subjektives Gefühl, nicht genug Luft zu bekommen, das verschiedene Ursachen haben kann. Beim Asthma wird die Atemnot durch eine Verkrampfung der Atemwege verursacht (siehe Bronchospasmus, Bronchialobstruktion).

Eosinophiler Granulozyt, (Kurzform: »Eosinophiler«), eine Immunzelle des Körpers, die im Blut und in der Haut bzw. den Schleimhäuten (Verhältnis 1:100) vorkommt und bei allergischen Reaktionen Beschwerdenauslösende Hormone und Stoffe freisetzt.

Ekzem, juckende, oft langwierige Hauterkrankung mit Rötung, Schuppung, Nässen und Hautverdickung (nicht ansteckend!).

Encasing, Einschlagen von Matratzen und Sprungfedern mit spezieller milbenundurchlässiger Bettwäsche (z. B. Polyurethanbeschichtung) zur Verminderung des Milbenkontaktes.

Expektorantien, ein Mittel, das zur Verflüssigung von zähem Bronchialsekret führt und so das Abhusten erleichtert.

Expektorat, Auswurf beim Husten.

FCKW (Fluorkohlenwasserstoffe), ein Treibgas, das früher grundsätzlich in Dosieraerosolen verwendet wurde. Aufgrund seines schädigenden Einflusses auf die Ozonschicht ist seine Verwendung heute verboten. Inzwischen verwenden Dosieraerosole FCKW-freie Treibgase (z. B. Hydroluran).

Feuchtinhalation, sie erfolgt mit einem elektrischen Inhalationssystem (z. B. Pariboy). Zur Inhalationstherapie können Beta-2-Mimetika, Anticholinergika, Kortison, Sekretolytika, Kochsalz und in seltenen Fällen Antibiotika verwendet werden. Insbesondere für Kinder ist diese Art der Inhalation günstig.

FEV1, beschleunigtes Ausatmen in einer Sekunde. Die nach tiefem Einatmen in einer Sekunde durch maximal forcierte Atmung ausgestoßene Luftmenge wird forciertes Exspirationsvolumen (forciertes Ausatemvolumen) genannt.

Fließschnupfen, typische allergische Reaktion der Nase bei Allergie mit übermäßiger Schleimabsonderung (siehe auch Heuschnupfen).

Fluticason, spezielles, zur Inhalation geeignetes Kortison der 2. Generation.

Graminazeen oder Gramineen, Pflanzenfamilie der Gräser, zu der auch die Getreidepflanzen gehören; der Blütenstaub verursacht Allergien.

Hauttest, übergeordneter Begriff für verschiedene Allergietests an der Haut (siehe Prick-Test, Scratch-Test, Intrakutan-Test, Patch-Test).

Herbazeen, Kräuter; Pflanzengruppe, die weder zu den Bäumen noch zu den Gräsern zählt.

Heuschnupfen (Rhinitis allergica), allergische Reaktion der Nase bei Allergie mit übermäßiger Schleimabsonderung, häufig vergesellschaftet mit einer Augenbindehautentzündung (Konjunktivitis) (siehe auch »Fließschnupfen«),

Histamin, vom Körper gebildetes und in den Mastzellen gespeichertes Entzündungshormon; es wird bei der allergischen Entzündung, z.B. nach Allergenkontakt, freigesetzt und verursacht allergische Beschwerden.

Hustenasthma, eine besondere Form des allergischen oder nichtallergischen Asthmas, die in erster Linie durch einen wiederkehrenden trockenen Husten (meist »Hustenattacken«) Beschwerden verursacht, während Atemnotanfälle nicht oder nur schwach in Erscheinung treten.

Hydrotherapie, therapeutische Anwendung von Wasser.

Hymenoptera, Hautflügler, z.B. Ameisen, Bienen und Wespen, deren Produkte (Gifte) Allergien und anaphylaktische Reaktionen auslösen können.

Hyposensibilisierung, Behandlungsmethode, um die allergische Überempfindlichkeit des Organismus gegenüber Allergenen herabzusetzen; eine Art »Umstimmung« des Immunsystems (siehe auch »Allergieimpfung«).

Immunglobulin E (abgekürzt: IgE), Gruppe von menschlichen Antikörpern, die bei allergischen Sofortreaktionen eine Rolle spielen (siehe »Antikörper«).

Immunität, Fähigkeit des Organismus, äußere Einflüsse abzuwehren.

Immunsystem, Abwehrsystem des menschlichen Körpers, das fremde, in den Körper eindringende Stoffe beseitigt.

Immuntherapie, oft gebraucht als Synonym für Hyposensibilisierung (siehe dort); Beeinflussung der Abwehrreaktionen des Körpers durch Medikamente und Impfungen (hierzu gehört auch die Hyposensibilisierung).

Infektasthma, ein in der Regel nichtallergisches Asthma, das mit einer (»verschleppten«) Atemwegsinfektion beginnt.

Inhalation, Einatmung, meist im Zusammenhang mit der Einnahme antiasthmatischer Medikamente nach völligem Ausatmen, Inhalator ansetzen und so tief wie möglich kräftig einatmen.

Inhalator, Gerät, mit dessen Hilfe ein medikamentenhaltiges Aerosol (siehe dort) oder Pulver durch eine bestimmte Atemtechnik eingeatmet werden kann. Hierfür stehen heute Dosieraerosole, Pulverinhalatoren, Feuchtinhalatoren, Dampfvernebler und Ultraschallvernebler zur Verfügung.

Inhalationsallergen, Allergen (z. B. Pollen, Hausstaubmilben), das eingeatmet wird.

Intoleranz (siehe auch »Toleranz«), abnorme Reaktion des Organismus auf Einflüsse, die normalerweise ohne krankhafte Reaktion toleriert würden (z. B. Analgetikaintoleranz, siehe dort).

Intrakutantest, Hauttest zur Diagnostik bei Allergieverdacht, bei dem das Allergen mit einer dünnen Nadel unter die Haut gespritzt wird und auf diese Weise direkt in Kontakt mit den Immunzellen kommt. Bei bestehender Allergie entwickelt sich eine umschriebene allergische Reaktion.

Karenz, Verzicht oder Umgehung eines Kontaktes mit bestimmten Stoffen, z. B. auf Allergie verursachende Nahrungsmittel (Allergenkarenz).

Konjunktivitis, Bindehautentzündung, oft allergischen Ursprungs und dann mit dem »Heuschnupfen« oder »Fließschnupfen« (siehe dort) vergesellschaftet.

Kortikoide (Synonyme: Kortikosteroide, Glukokortikoide), ein unter normalen Bedingungen von der Nebennierenrinde gebildetes Hormon (Kortisol), das starke entzündungshemmende Eigenschaften besitzt. Es wird in Stresssituationen vermehrt vom Körper selbst gebildet. Für die Behandlung des Asthmas hat es eine besondere Bedeutung, das es die Enzündungsvorgänge in den Atemwegen unterdrückt. Hierzu werden heute in der Regel inhalative Kortikosteroide (z. B. Budesonid, Fluticason, Ciclesonid) eingesetzt.

Kreuzallergien, Bezeichnung für die Bereitschaft, z. B. bei bestimmten Pollenallergien auch auf bestimmte Nahrungsmittel zu reagieren. Der Grund hierfür liegt im ähnlichen Aufbau der Allergene.

Mastzelle, eine Immunzelle des Körpers, die in der Haut und den Schleimhäuten vorkommt und bei allergischen Reaktionen Beschwerdenauslösende Hormone und Stoffe freisetzt.

Leukotriene, bei der asthmatischen Entzündung von Mastzellen (siehe dort) und Eosinophilen (siehe dort) gebildete Entzündungssubstanz, die nach Andocken an die Atemwegsmuskulatur die Bronchien verengt.

Leukotrienhemmer, Medikamentengruppe, die das Andocken der atemwegsverengenden Leukotriene blockiert und so die Atemwege erweitert (Synonyme: Antileukotriene oder Leukotrien-Rezeptorantagonisten).

Mometason, spezielles, zur Inhalation geeignetes Kortison der 2. Generation.

Mukus, hellfarbener Schleim, der von den Drüsen der Schleimhäute (z. B. in der Nase und den Atemwegen) produziert wird.

Nächtliches Asthma (auch »nokturnales Asthma«), eine besondere Form des allergischen oder nichtallergischen Asthmas, die sich in erster Linie durch Beschwerden während der Nacht äußert.

Nesselfieber, ein im Rahmen einer Allergie vorkommender juckender Hautausschlag.

Nichtallergisches Asthma (auch »Intrinsisches Asthma«) neben dem allergischen Asthma der zweite Typ des Asthmas, bei dem sich keine allergische Ursache nachweisen lässt. Häufig geht diesem Asthma eine Atemwegsinfektion voraus (»Infektasthma«).

Notfallspray (Bedarfsmedikament), eine die Atemmuskulatur sehr schnell entkrampfendes inhalatives Medikament, das bei akuten Asthmabeschwerden einzunehmen ist (meist Beta-2-Mimetikum). Es sollte für den Notfall überallhin mitgeführt werden (Manteltasche, Handtasche, Auto usw.).

Ödem, Flüssigkeitsansammlung im Gewebe, z. B. im Rahmen einer Entzündung, die in der Haut und den Schleimhäuten zu einer Schwellung führt.

Papel, festes, nicht wegdrückbares kleines Hautknötchen.

Patch-Test, Hauttest zur Diagnostik bei Allergieverdacht, bei dem Allergene mit Pflaster aufgeklebt werden.

Phototherapie, Behandlungsmethode, bei der sichtbares oder unsichtbares Licht verwendet wird.

Pneumologe, Spezialist und Facharzt auf dem Gebiet der Lungenerkrankungen.

Pollen (*lateinisch:* Staubmehl), werden als staubähnliche Absonderung der pflanzlichen Staubbeutel (Pollensäcke) gespeichert und während der Blütezeit von Wind und Tieren verbreitet. Pollen gehören zu den häufigsten Auslösern allergischer Erkrankungen.

Pollinosis, Allergie gegen Pollen; Heuschnupfen.

Pollenwarndienst, ein vom *Deutschen Wetterdienst* in Zusammenarbeit mit der *Stiftung Deutscher Polleninformationsdienst* zur Verfügung gestellter bundesweiter telefonischer Ansagedienst, der über den aktuellen Pollenflug informiert (Tel.: 01 90/92 22).

Prick-Test, Hauttest zur Diagnostik bei Allergieverdacht, bei dem das Allergen auf die Hautoberfläche gebracht und die

Haut dann mit einer Lanzette angestochen wird, damit das Allergen ins Gewebe eindringen und eine begrenzte allergische Reaktion auslösen kann.

Provokationstest, Test, bei dem ein Allergen an das betroffene Organ gebracht wird, um die Wirkung zu beobachten.

Prurigo, Hauterkrankung, die durch Papeln und Juckreiz gekennzeichnet ist. Kann bei Hautallergie auftreten.

Pruritus, Juckreiz.

Pseudoallergie, Unverträglichkeit (Intoleranz) mit allergieähnlichen Symptomen, jedoch ohne Beteiligung des Immunsystems, häufig durch Nahrungsmittelzusatzstoffe (Aromastoffe, Konservierungsstoffe) oder in Nahrungsmittel enthaltene Stoffe (Histamin im Wein) verursacht.

Quaddel, Hautbläschen, die häufig im Rahmen einer Allergie auftreten.

RAST (Radio-Allergo-Sorbens-Test), Diagnoseverfahren zur Bestimmung spezifischer IgE-Antikörper gegen Allergene.

Reaktion, Antwort des Körpers auf einen Reiz von außen (z. B. allergische Reaktion nach Allergenkontakt).

Rhinitis, Entzündung der Nasenschleimhaut (z. B. Heuschnupfen).

Schimmelpilze, mikroskopisch feine Pilze, die verschiedenfarbige, watte- oder staubähnliche Überzüge auf pflanzlichen oder tierischen Stoffen bilden und diese zum »Faulen« bringen. Sie bilden große Mengen an Sporen (siehe dort), die über die Luft eingeatmet werden und asthmatische oder allergische Beschwerden verursachen können.

Scratch-Test, Hauttest zur Diagnostik bei Allergieverdacht, bei dem das Allergen auf die Hautoberfläche gebracht wird und die Haut dann mit einer Lanzette angeritzt wird, damit das Allergen ins Gewebe eindringen und eine begrenzte allergische Reaktion auslösen kann (siehe auch Prick-Test).

Sensibilisierung, Reaktion des Organismus gegenüber einem Fremdstoff (Antigen oder Allergen), die sich durch wiederholten Kontakt verstärkt und zu Beschwerden führen kann.

Serum, der flüssige Anteil des Blutplasmas.

Sporen (Schimmelpilzkeime), zur Fortpflanzung bzw. Verbreitung der Schimmelpilze dienende widerstandsfähige pflanzliche Kapseln.

Stress, übermäßige seelische Anspannung durch hohe berufliche Anforderungen oder durch eine gestörte private Situation. Stress verstärkt allergische bzw. asthmatische Beschwerden.

Symptom, ein bei einer Erkrankung auftretendes typisches Krankheitszeichen oder Beschwerden (z. B. »Atemnot« bei Asthma).

Sympathikomimetika (auch Beta-2-Mimetika), bronchienerweiternde Medikamentengruppe, die zur Erschlaffung der Atemwegsmuskeln führt und deshalb zusätzlich zum inhalativen Kortison bei der Behandlung des Asthmas eingesetzt wird. Das immer mitzuführende Notfallspray gehört zu dieser Medikamentengruppe.

Theophyllin, Medikament gegen Asthma. Es wirkt bronchienerweiternd.

Toleranz, die erworbene oder angeborene Fähigkeit des Organismus, Einflüsse oder in den Körper eindringende Substanzen ohne krankhafte Reaktion zu dulden (siehe auch »Intoleranz«).

Urtikaria, Nesselsucht; Hautausschlag mit Quaddeln. Kann im Rahmen einer anaphylaktischen Reaktion oder anderer allergischer Reaktionen auftreten.

Vakzine, Impfstoff, z. B. gegen Grippeviren.

Zyanose, bläulichviolette Verfärbung der Lippen, Schleimhäute und Haut bei schwerer Unterversorgung des Gewebes mit Sauerstoff, z. B. beim schweren Asthmaanfall.

Lebenslauf

Professor Dr. med. Dr. rer. nat. Claus Kroegel
Pneumologie & Allergologie/Immunologie
Medizinische Klinik I
Friedrich-Schiller-Universität
Erlanger Allee 101
D 07740 Jena
claus.kroegel@med.uni-jena.de

- Professor Kroegel erhielt 1995 den Ruf an die Johann-Goethe-Universität zu Frankfurt und an die Friedrich-Schiller-Universität zu Jena,
- Leitet seit Februar 1996 die Abteilung Pneumologie & Allergologie/Immunologie, Klinik für Innere Medizin I, der Friedrich-Schiller-Universität zu Jena,
- Forschungsschwerpunkte sind u. a. die Bereiche Asthma bronchiale, chronisch-obstruktive Bronchitis/Emphysem.
- Arbeitet im wissenschaftlichen Beirat namhafter nationaler und internationaler medizinischer Fachzeitschriften.
- Ist Autor und Herausgeber von zahlreichen medizinischen Fachpublikationen zum Thema »Asthma« in Fachzeitschriften und Fachbüchern (u. a. im Thieme Verlag).
- Ist seit 1996 Mitautor der aktuellen Empfehlungen zur Asthmatherapie der Deutschen Atemwegsliga und der Deutschen Gesellschaft für Pneumologie
- Ist mehrfacher Mitautor der Leitlinien zur Behandlung des Asthmas und der chronischen Bronchitis (Clearingbericht) der Zentralstelle der Deutschen Ärzteschaft

Erhielt zahlreiche Ehrungen und Auszeichnungen für seine Forschungsarbeiten zu Lungenerkrankungen.

Weitere Bücher des Autors

Kroegel C, Martin E, Schmidt M. Asthma bronchiale – eine alphabetische Zusammenstellung. Medikon Verlag München, 1997.

Kroegel C. Asthma bronchiale. Pathogenetische Grundlagen, Diagnostik und Therapie. Georg Thieme Verlag, Stuttgart, New York, 1. Auflage 1998.

Kroegel C, Reißig A. Transthorakale Sonographie. Grundlagen und Anwendungen – Einführung und Leitfaden für die klinische Praxis mit *CD-ROM*. Georg Thieme Verlag, Stuttgart, New York, 1. Auflage 2000.

Kroegel C. Asthmatherapie – Leitfaden einer pathogenetisch begründeten Behandlung. Zett Verlag, Stuttgart Steinen, 1. Auflage 2001.

Kroegel C. Asthma bronchiale. Pathogenetische Grundlagen, Diagnostik und Therapie. Georg Thieme Verlag, Stuttgart, New York, 2. überarbeitete und erweiterte Auflage 2002, 353 Seiten.

Kroegel C. Asthmatherapie – Leitfaden einer pathogenetisch begründeten Behandlung. Zett Verlag, Stuttgart-Steinen, 2. überarbeitete und erweiterte Auflage, 2005, 152 Seiten.

Stichwortverzeichnis

Bibliografische Information der
Deutschen Bibliothek
Die Deutsche Bibliothek verzeichnet diese
Publikation in der Deutschen Nationalbibliografie;
detaillierte bibliografische Daten sind im Internet
über http://dnb.ddb.de abrufbar

Leserservice:

Wenn Sie Fragen oder Anregungen
zu diesem Buch haben, schreiben Sie uns:
TRIAS Verlag
Postfach 30 05 04
70445 Stuttgart
Oder besuchen Sie uns im Internet:
www.trias-gesundheit.de

Programmplanung:
Dr. Dierk Suhr

Lektorat:
Susanne Richter

Umschlaggestaltung:
Cyclus · Visuelle Kommunikation, Stuttgart

Umschlagfotos: getty images

Abbildungsnachweis:
S. 14, 17, 27,29, 33, 40, 50, 56, 61, 71
Thieme-Bildarchiv

Abb. 1, 4, 21: MVS, nach Prof. Kroegel
Abb. 3, 5, 9, 11: Dhein/Worth (TRIAS 2002)
Abb. 6, 7, 8, 10, 12: Schmoller/Sill (TRIAS 2001)

Zeichnung/Abb.: 2: Christiane von Solodkoff
Zeichnungen/Abb.: 13–20: Viorel Constantinescu

© 2005 TRIAS Verlag in MVS
Medizinverlage Stuttgart GmbH & Co. KG
Oswald-Hesse-Straße 50
70469 Stuttgart
Printed in Germany

Satz: Fotosatz H. Buck, Kumhausen
Druck: Westermann Druck Zwickau

ISBN 3-8304-3286-0   1 2 3 4 5 6

Wichtiger Hinweis:
Wie jede Wissenschaft ist die Medizin ständigen
Entwicklungen unterworfen. Forschung und klini-
sche Erfahrung erweitern unsere Erkenntnisse,
insbesondere, was Behandlung und medikamentöse Therapie anbelangt. Soweit in diesem Werk eine
Dosierung oder eine Applikation erwähnt wird, darf
der Leser zwar darauf vertrauen, dass Autoren und
Verlag große Sorgfalt darauf verwandt haben, dass
diese Angabe **dem Wissensstand bei Fertigstel-
lung des Werkes** entspricht.
Für Angaben über Dosierungsanweisungen und
Applikationsformen kann vom Verlag jedoch keine
Gewähr übernommen werden. **Jeder Benutzer ist
angehalten,** durch sorgfältige Prüfung der Beipackzettel der verwendeten Präparate und gegebenenfalls nach Konsultation eines Spezialisten festzustellen, ob die dort gegebene Empfehlung für
Dosierungen oder die Beachtung von Kontraindika-
tionen gegenüber der Angabe in diesem Buch ab-
weicht. Eine solche Prüfung ist besonders wichtig
bei selten verwendeten Präparaten oder solchen,
die neu auf den Markt gebracht worden sind. **Jede
Dosierung oder Applikation erfolgt auf eigene
Gefahr des Benutzers.** Autoren und Verlag appel-
lieren an jeden Benutzer, ihnen etwa auffallende
Ungenauigkeiten mitzuteilen.